대안스님의
마음설레는 레시피

**대안스님의
마음설레는 레시피**

지은이 대안스님
1판 1쇄 발행 2012. 5. 31.
1판 5쇄 발행 2023. 7. 28.

발행처_ 김영사 • **발행인_** 고세규 • **등록번호_** 제406-2003-036호 • **등록 일자_** 1979. 5. 17 • **주소_** 경기도 파주시 문발로 197(문발동) 우편번호 10881 • **전화_** 마케팅부 031)955-3100, 편집부 031)955-3200 • **팩스_** 031)955-3111 • 저작권자 ⓒ 대안, 2012 이 책의 저작권은 저자에게 있습니다. 저자와 출판사의 허락 없이 내용의 일부를 인용하거나 발췌하는 것을 금합니다.

값은 뒤표지에 있습니다. ISBN 978-89-349-5787-4 13590 • **홈페이지_** http:// www.gimmyoung.com • **인스타그램_** instagram.com/gimmyoung • **블로그_** blog.naver.com/gybook • **이메일_** bestbook@gimmyoung.com • 좋은 독자가 좋은 책을 만듭니다 • 김영사는 독자 여러분의 의견에 항상 귀 기울이고 있습니다.

대안스님의
마음설레는 레시피

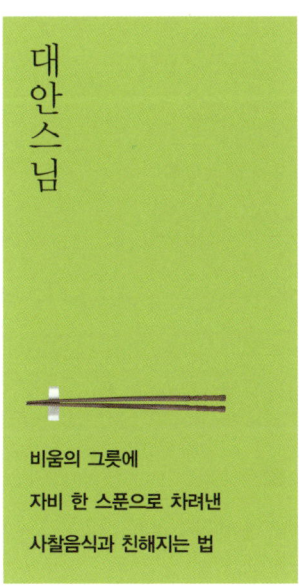

대안스님

비움의 그릇에
자비 한 스푼으로 차려낸
사찰음식과 친해지는 법

김영사

차
례

여는 글

음식으로 소통하는 행복	9
밥상으로 내려온 부처님	14
내 인생의 레시피	18
"스님, 입 안에 봄이 왔는데요"	21

쑥버무리뿌리떡   30
산야초초밥   32

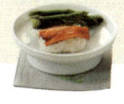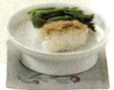

1장 / 치유하는 밥상

마음 그릇에 담은 음식	38
탐(貪) 탐식을 향한 마음, 그 무서운 독	42
진(瞋) 탐심이 흘러 두려움으로	53
치(痴) 탐심과 진심의 밭, 그 어리석은 덫	58

죽순탕평채   70
단호박두릅전병   72
감자국수   74

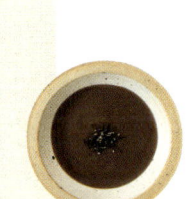

2장 / 지혜로운 밥상

삼덕(三德)을 갖춘 음식	81
육미(六味)와 육미(六美)	90
사대(四大) 원리의 사찰음식	93
오행(五行) 밥상	100
효소의 작용	110

별미 비빔국수   112
도토리죽   114
오미자양갱   116

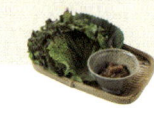

3장 / 조화로운 밥상

절집 재료 125
절집 맛국물과 맛가루 146
산야초 식초를 이용한 절집 맛소스 161

배추비트밥&유자된장소스 166
우엉콩살말이와 상추쌈 168
석이버섯 찹쌀구이 170

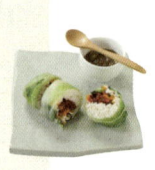

4장 / 나눔의 밥상

사찰음식이란 무엇인가? 178
우리네 식탁에서
　세계로 뻗어가는 사찰음식 191
사찰음식에 대한 나의 버킷리스트 207
사찰음식의 미래, 사찰음식학교 219

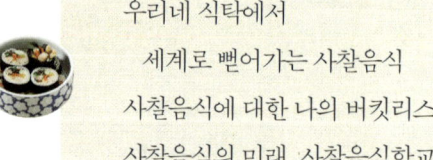

라이스버거 224
현미김밥 226
능이버섯강정 228

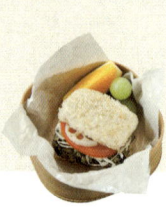

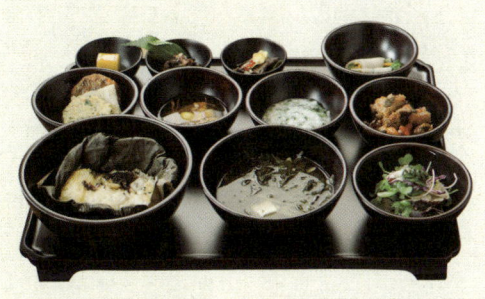

닫는 글 230

내가 만난 사찰음식 234

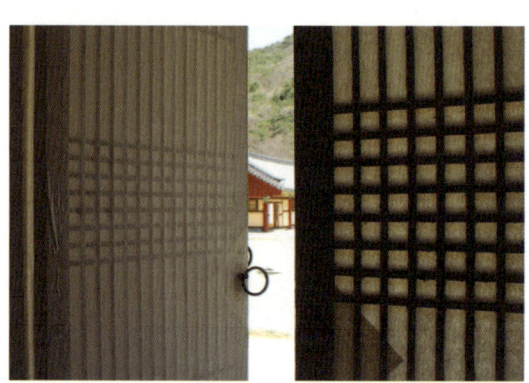

여는 글

음식으로 소통하는 행복

    절집 생활 중 가장 여유로운 때는 차를 마시는 다선일미(茶禪一味)의 시간이다. 초의선사(草衣禪師)의 말씀처럼 차 한 잔으로 선(禪)을 논할 수 있는 그 귀한 자리에 찻자리꽃(茶席花)으로 쓸 요량으로 조심스레 꺾어온 조팝나무 꽃가지 하나를 살포시 얹어놓았다. 찻자리에 꽃을 두는 까닭은 옛 선인들이 꽃 한 송이를 초대해 차를 나누고 생명의 존귀함과 감사함을 느끼며 차의 향을 더욱 깊게 만들었던 그 정취를 잇기 위함이다. 다석화의 우아함은 차를 마시며 우리 마음의 본성을 찾아가는 여유와 갖춤, 만족을 선사한다.

20여 년 전 현판 하나 걸지 않고 수행하겠다고 들어온 지리산 금수암에서 세속의 고통과 출가의 고통을 동시에 느끼며 몸과 마음을 다지고 수행을 이어온 내가 이제는 승복을 입고 음식을 만들고 있다. 사찰음식을 연구하고, 강의하고, 또 방송에 출연하기도 하며 한국과 세계를 오가는 분주한 승려가 되어 있는 것이다. 찬바람을 맞으며 토굴로 찾아와 쌀 한 되를 시주해주신 보살님께 엉긴콩김칫국을 공양하던 그 순간부터 음식을 만드는 것은 나의 즐거움이었고, 절을 찾아온 이들에게 음식을 대접하는 일은 커다란 기쁨이자 행복이 되었다.

그런데 어쩌다가 나는 요리를 하는 스님이 되었을까? 여러 갈래의 다양한 임무 중에서 왜 하필 음식을 택하게 되었는지, 무한 대자대비를 품으신 부처님께서 왜 모든 음식들을 허락하지 않으셨는지, 또 인간에게 허용되지 않는 음식은 왜 그런 것인지 오랫동안 자문하고 또 숙고해왔다. 그리고 조금씩 깨달아가기 시작했다. 인연 있는 곳에서 태어나고 또 살게 되어 그곳의 문화와 풍습을 따르며 사는 인연법에서 사찰음식을 한다는 것은 천상에 머무르는 음식의 문화를 실천하고 있는 셈이라는 것을.

또한 승려로서 〈인간극장〉이라는 TV프로그램에까지 출연하며 세속의 사람들에게 나의 모습을 보여주는 것이 과연 바람직한 일일까 싶어 처음 방송 출연 제의를 받았을 때에는 정중히 사양의 뜻을 전하기도 했다. 하지만 곧 사찰음식을 전파하는 일이 수많은 생명들

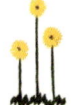

대안스님의
마음설레는
레 시 피

의 존엄함과 교감하는 소통의 끈이며 그것이 바로 나의 역할, 나의 소임이라는 것을 깨닫게 되었다.

생명체에게 미안함이 덜한 감사한 식사법, 또 생명체에게 감사함을 주는 당당한 식사법, 생명을 덜 해치니 이번 생에서도 마음 편하고, 다음 생에서도 누군가 나를 해치지 않을 것이라는 고마움이 넘치는 부처님의 인연공양법, 이것이 바로 사찰음식이다. 사찰음식은 지극히 소박하고 특별한 것이 없는 자연식이지만 모든 음식에 생명존중사상이 담겨있다고 해도 과언이 아니다. 이러한 밥상을 알리는 역할을 맡게 되었으니 어찌 감사하지 않을 수 있겠는가. 그래서 먼저 마음을 청결히 하고, 그 위에 생명을 사랑하는 마음을 품었다. 그리고 그 마음을 서로 나누어 음식을 만들어야 함을 대중에게 알리기 시작했다. 사찰음식을 만든다는 것은 요리사와 재료, 음식과 음식을 먹는 사람 사이의 교감을 요리하는 일이다. 때문에 모든 음식을 전심을 모아 섬세하게 만들어야 한다. 또한 자연을 품은 재료가 성품이 강렬한 재료들과도 조화를 이룰 수 있도록 까다롭게 요리해야 한다.

전통적인 사찰음식을 계승하는 한편 이를 발전시켜 사찰음식의 대중화, 세계화를 꾀하기 위해 바쁜 나날을 보내왔다. 늦깎이 대학생으로 식품영양학을 전공하고 대학원 박사과정까지 수료하는 데 10여 년의 시간이 흘렀다. 사찰음식을 제대로 알리기 위해 식품의 전반적인 통섭과 과학적인 이해에 관한 교육과정을 하나씩 배우고 익히며 연구해나갔다. 승려로서의 삶 그리고 사찰음식을 요리하는 승려로서의 삶은 그리 쉽지 않았다. 그러나 꽁꽁 언 땅을 뚫고 돋아나온 새순이 거친 바람을 이겨내며 키를 키우고 튼실한 열매를 맺는 것처럼, 모든 요리가 인고의 시간을 견뎌낸 후 생기를 주는 음식으로 거듭나는 것처럼 나 역시 사찰음식을 통해 소통의 맛을 전할 수 있다는 기대와 희망으로 어려운 시간들을 이겨냈다.

꽃 한 송이를 찻자리에 놓아두듯 밥상에도 '갖춤'으로 인한 '만족'과 '여유'가 '행복'으로 발전하기를 바라는 마음으로 이 글을 쓰기 시작했다. 그동안 많은 방송 출연과 강의, 연구 등을 비롯하여 종단의 부름으로 사찰음식 전문점 '발우공양'의 운영 책무까지 맡게 되었지만 마음의 요란함은 없다. 내 마음도 어느덧 자연을 담은 사찰음식처럼 담백한 맛을 갖춘 모양이다.

사찰음식을 처음 접한 사람들은 대개 익숙하지 않은 재료들의 향과 담백함에 어색해하곤 한다. 하지만 이내 곤달비쌈밥과 두릅전병을 먹으며 푸른 미소를 띠고, 채식햄샌드위치나 버섯강정, 버섯편육의 맛에 놀라움을 감추지 못한다. 라이스버거, 라이스케이크, 감자피자를 먹으며 즐거워하는 어린이들, 서투른 젓가락질로 김치양장피잡채나 채식자장면을 먹으며 엄지를 치켜세우는 외국인들을 보면서 어느덧 사찰음식이 세상 속에서 많은 이들과 함께 호흡하고 있음을 알게 되었다. 육식 위주의 식단을 조금씩 자제하고 채식으로 식생활을 개선한 덕에 몸과 마음이 편안해지고 이해심이 많아졌다는 말을 전해 들었을 때에는 밥상이 곧 평화의 메시지가 될 수도 있겠다는 생

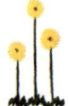

대안스님의
마음설레는
레 시 피

각에 어깨가 절로 들썩거려지기도 했다. 그래서 나는 날마다 음식을 만들며 즐거움을 나누고, 사랑을 나누고, 여유를 나눈다. 수행을 위한 간단한 음식에서부터 자연을 골고루 담은 풍성한 음식까지, 보다 많은 이들과 사찰음식을 나누기 위해 잠시도 쉴 틈이 없다. 그렇게 나는 열심히 음식을 만들고 함께 나누어 먹으면서 세상과 소통하고 즐거운 식탁명상에 빠져 살고 있다. 마음과 몸의 본성을 찾는 음식을 개발하고 나누기 위해 산으로, 들로, 섬으로 돌아다니며 재료를 구하기도 하고, 무치고 볶고 끓이고 찌고 덖어가며 음식을 만들어도 본다. 사람들과 음식으로 만나고 또 그 음식으로 세계인과 하나되어 생명 존중의 사랑을 지켜나가기 위해 바쁜 일상을 보내고 있는 것이다. 이렇게 쉼 없이 만들고 있는 나의 음식은 '비움'의 음식이다. 나는 날마다 음식을 만드는 것이 아니라 마음을 비우는 수행을 하고 있는 셈이다.

  사찰음식을 어떤 마음으로 만들어야 하며, 또 어떤 마음으로 먹어야 하는지, 그리고 사찰음식을 먹음으로써 어떤 유익함이 우리 삶에 펼쳐지는지를 알리기 위해 부족한 필력으로나마 사찰음식에 대한 몇 가지의 소신과 비전을 소담히 담아보았다. 사찰음식이 주변의 흔한 재료로 만들어지며 담백한 것처럼 이 글 또한 너무나 미미하고 소박해서 내놓을 것이 없지만 자연의 넉넉함과 풍요로움처럼 늘 곁에서 사찰음식을 할 수 있도록 도와주신 지인들과 언제나 맛있게 드셔주시는 분들, 그리고 더러는 매운맛을 느끼게 해주어 더욱 연구에 매

진하도록 이끌어주신 분들께 두 손 모아 인사드리는 마음으로 책을 엮었다.

이제 청정하고 유연하고 여법하게 밥상을 차린다.

밥상으로 내려온 부처님

오늘 하루는 어떤 바람이 곁을 스칠 것인지, 어떤 새가 앞뜰 시식돌의 헌식을 쪼아댈 것인지, 어떤 이가 마음과 몸의 허기를 채우러 이 골짜기를 찾아올 것인지…. 오늘처럼 하늘이 말간 얼굴을 드러낸 봄날에는 소맷자락 걷어 올리고 봄기운 가득한 산언덕을 헤치고 다니며 냉이랑 머위들을 따다 식탁에 올리고 싶다. 봄은 모두에게 새로운 생기를 불어넣어 주기에 더욱 기다려지는 모양이다. 나 역시 이런 봄과 같은 기운을 나누어주고자 하루하루 새롭게 그리고 여일하게 '비움'의 음식을 만들어내고 있다.

바람결에 날아온 매화 향을 벗 삼아 차를 마시고 있노라면 갖가지 나뭇잎이 연둣빛 손을 내밀고, 초록 산야초들도 여기저기서 손짓을 한다. 햇살을 머금고 움트는 땅의 기운으로 가득한 지리산은 이렇게 봄마다 나를 일으켜 세운다. 4월이 되면 지리산은 그야말로 눈부시고 찬란한 봄의 향연을 펼친다. 난분분 벚꽃 휘날리는 사이로 분홍

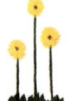

대안스님의
마음설레는
레 시 피

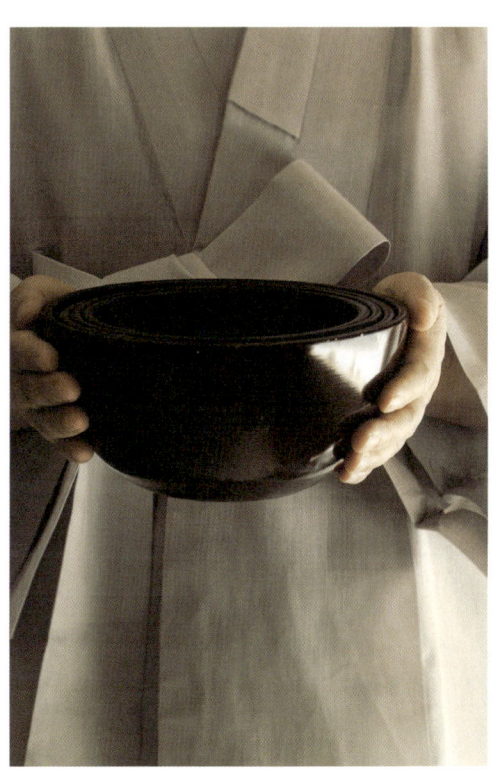

빛 진달래들이 새색시처럼 웃음꽃을 피우고, 노란 골담초의 꽃에서는 다디단 꿀이 흘러나온다. 계곡 주변에 자리한 작약이며 생강나무 향은 얼마나 짙은지 산을 오르는 피로감마저 잊을 정도다. 잠시 고개를 들어 산을 바라보면 분홍 복사꽃이 가슴을 설레게 하고, 커다란 산벚나무 꽃잎들이 연초록 숲에 하얗게 퍼져 있는 모습은 그야말로 장관이 아닐 수 없다. 꽃 잔치에 질세라 땅에서도, 나무 위에서도 산나물들이 삐죽빼죽 고개를 치켜들면 산야초 구경하는 재미에 발걸음을 떼기가 어려워진다. 어디선가 날아온 돌나물 씨앗은 어느새 언덕 위로 초록빛 융단을 둘렀고, 그 곁에선 머위가 밭을 이뤘다. 겨울 기운이 채 가시지 않은 땅을 뚫고 나오는 머위는 주위에 남은 눈들마저 녹일 만큼 열기가 강한 식물이다. 머위를 채취할 때에는 줄기 가장 아래 밑동 부분부터 잘라내는데 발그레한 자홍색의 둥치 부분은 쌉싸래하면서도 달큼하고 아삭하다. 살짝 데쳐서 무쳐 먹어도 좋고, 장아찌를 담가도 그만이다. 그 사이사이로 냉이도 눈에 띈다. 뿌리가 얼마나 실한지 땅속 깊은 곳의 뿌리에서부터 향이 전해진다. 냉이를 넣고 끓인 된장찌개니 향이 일품인 냉이차는 봄을 음미하기에 선혀 부족함이 없다.

그러나 지리산도 발길에 오염되고 사람의 손을 타다보니 산두릅이나 엄나무 순 등을 구하려면 좀 더 깊은 산 속으로 들어가야 한다. 엄나무는 두릅의 사촌 격으로 경상도에서는 흔히 '엉개나무'라 불리는데 가시 때문에 채취가 쉽지는 않지만 곁에만 가도 취할 정도로 향

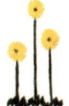

대안스님의
마음설레는
레 시 피

이 짙다. 두릅처럼 살짝 데쳐 초장에 찍어먹는데 하동 사람들이 '두릅 판 돈으로 엉개나무 순 산다'거나 '엉개나무 순을 만나면 밥상을 이고 간다'고 할 정도로 그 쌉싸래한 맛이 일품이다. 운이 좋은 날에는 평생 한두 번밖에 맛볼 수 없다는 들미순도 만날 수 있다. 두릅과 가죽을 합쳐놓은 듯한 모양새의 들미순은 무척 부드럽고 고소하면서도 달다. 하지만 천연보호수로 지정되어 있기 때문에 함부로 채취했다가는 큰일을 치르기 십상이다.

이렇게 산을 둘러보다 보면 마치 보물찾기라도 하고 있는 듯한 기분이 든다. 한 걸음 옮기면 봄 쑥이, 또 한 걸음 옮기면 산취와 곰취가, 그리고 그 곁에는 쌉쌀한 맛이 그만인 곤달비까지, 걸음마다 보물들이 가득하다. 거기에 꽃빛이 유난히도 예쁜 광대나물에 원추리, 가죽, 민들레 등이 더해져 단 몇 시간 만에 바구니는 봄으로 가득 채워진다.

나는 서둘러 지리산의 봄을 챙겨들고 서울로 향한다. 이 향긋한 봄의 정취를 나눌 수 있는 사찰음식 전문점 발우공양이 있어 참 다행이다. 이 봄의 향내를 만나면 사람들은 어떤 표정을 지을까 상상해본다. 뛴다. 가슴이 뛴다. 머리 깎은 지 30년이 다 되어가는데도 여전히 가슴이 뛴다.

내 인생의
레시피

　서울로 향하는 동안 주마등처럼, 마치 전생처럼 스쳐 지나가는 나의 옛 시절.
　"스님은 무슨 이유로 출가를 하셨나요?"
　"스님은 몇 살 때 출가하셨나요?"
　"어떻게 사찰음식을 하게 되셨나요?"
　출가한 이후로 가장 많이 받았던 질문들이다. 머리를 깎기 전의 삶, 즉 부처님의 제자가 되기 전의 생은 전생이나 마찬가지이건만 세상 사람들은 나의 전생이 참 궁금한 모양이다. 비 오는 날 여고의 국어 선생님처럼 비운의 드라마라도 한 편 만들어주고 싶지만 지나간 것은 이미 사라진 것! 그렇지만 내게도 학창시절과 사회생활, 도반과 함께한 수행의 시간이 있었다. 그 세월 또한 그저 계속 흘러와 여기에 머물게 된 것뿐.
　과거를 떠올리노라면 어머니에 대한 기억이 제일 먼저 고개를 쳐든다. 내 나이 겨우 아홉 살 때 어머니는 우리 10남매를 남긴 채 세상을 떠나셨다. 섣달 그믐날, 버스는 함박눈에 묶였고 우리는 50여 년의 짧은 생을 살다 가신 어머니의 관을 붙잡고 울음을 터뜨렸다. 꽁꽁 언 몸으로 상여를 이고 지고 겨울 눈밭에 어머니를 묻은 기억이 아직도 생생하다. 매서운 바람에 얼굴은 새파랗게 얼어붙었고 나는

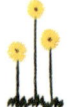

대안스님의
마음설레는
레 시 피

덜덜 떨며 아버지의 검은 외투 속에 얼굴을 묻은 채 서럽게 울었다. 어린 나이에 상복을 입고 엄마를 지키던 나를 보며 친척들과 지인들은 더욱 안타까워했다. 마음을 담은 비문이 어머니의 무덤 앞에 놓여지고, 나는 3년 동안이나 언니의 자전거를 타고 어머니의 모습을 좇아 산소를 드나들곤 했다. 그 후로도 나는 아주 오랫동안 어머니의 빈자리를 끌어안고 살았다. 어릴 때부터 지나치게 감수성이 풍부했던 나는 이 글을 쓰고 있는 지금도 어머니를 떠올리며 눈시울을 붉힌다. 아름답고 자애로웠던 어머니와의 그 짧은 인연이 서글퍼 내 가슴은 다시금 들썩인다. 쉰 살이 넘은 지금도 나는 여전히 어머니가 그립다. 그 많은 식솔들을 살뜰히 챙기시면서 가여운 이들까지 보살피시던 자애로운 어머니! 어머니는 전주역 앞의 거지들이 밥을 얻으러 오면 괄시하는 법 없이 언제나 손님처럼 대하시며 도래상이라 부르던 둥근 소반에 손수 밥상을 차려주시곤 했다. 지금 생각해보면 어머니는 나눔의 아름다움과 생명의 존숭함, 그리고 음식의 소통을 아는 분이셨던 것이다.

자라는 내내 어머니가 없는 삶의 언저리는 늘 시리고 추웠다. 곧 새어머니가 들어오고 집안의 형편도 점점 나빠진 데다 사춘기에 접어들면서 우울과 회의 속에 빠져 머릿속은 어떻게 살아갈 것인가에 대한 생각으로 가득 차 있었다. 학교가 파한 후에도 집으로 돌아가고 싶지 않았다. 청춘이니까 아프다 했던가. 그 시절 나는 참 많이 아팠다. 고등학교를 졸업하고 사회인이 되어서도 삶의 의미를 찾기가 쉽지 않았으며 직장에서도 행복을 느끼지 못했다. 뭔가 가슴 한 구석이 빈 듯한, 왠지 이것이 아닌 듯한, 인생의 안개 속에서 나는 허우적거렸다. 그 시절 나에게 관심을 갖고 지켜봐주시던 선생님이 안 계셨더라면 나의 방황은 좀 더 길어졌을지도 모를 일이다. 선생님께서는 수녀가 되기 위해 수련의 시간을 보내고 있었는데 나 역시 그 분의 영향을 받아 성당에 다니게 되었다. 그러면서 나도 수녀가 되어야겠다는 다짐을 하게 되었다. 하지만 결국 수녀는 되지 못했고 나는 막연하게나마 혼자 살아야겠다는 결심을 굳히고 있었다. 결혼 생활을 오래 이어나가지 못할 것이라는 나의 사주팔자 때문이었다. 일찍 세상을 떠난 어머니처럼 내 자식에게 슬픈 인연을 남겨주기는 싫었던 것이다. 그것은 너무 끔찍한 일이니까. 나의 울타리가 되어주었던 어른들이 하나 둘 내 곁을 떠나가는 것을 어릴 때부터 봐온 나는 죽음에 대해 남들보다 빨리 그리고 깊게 인식하고 있었다. 왜 사람은 원하는 만큼 살 수 없는 것일까? 너무 일찍 허무를 배워버린 나는 어느새 홀로서기를 하고 있었다.

이러한 허무의 감정도 점점 옅어지고 인생이 어떤 모양인지 어슴푸레 보이기 시작할 무렵, 절집으로 발길을 돌려 출가의 길로 들어서게 되었다. 주변의 가까운 이들이 하나 둘 세상을 떠나는 것을 보면서 죽음에 대해 많은 성찰을 해왔던 나는 세상에 태어나지 않은 셈 치고 열심히 수행하리라 결심했다. 그리고 4년 먼저 출가한 언니 스님이 있는 해인사 국일암으로 찾아갔다. 출가는 생각보다 빠르게 진

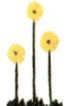

대안스님의
마음설레는
레시피

행되었지만 나의 출가를 마음에 걸려 했던 가족들은 해마다 나를 찾아와 걱정스러운 표정으로 바라보곤 했다. 나는 그때마다 언제든지 집에 가고 싶으면 갈 테니 걱정하지 말고 돌아가시라고 손사래를 쳤다. 그리고 10여 년 동안을 갈등과 이기심 속에서 출가의 인연을 다지고 또 다졌다. 금방이라도 뛰쳐나가고 싶은 충동을 하심으로 내려놓으면서 업풍이 다하기만을 기다렸다. 그 후부터는 가족들도 체념하고 모두들 스님 노릇 잘하라며 격려해주었다. 중단 없는 수행의 시간을 거치고 여러 수련의 과정을 겪으며 치열하게 살아온 27년. 지금 나는 사찰음식이라는 이름 아래 특화된 승려의 삶을 살고 있다.

"스님, 입 안에 봄이 왔는데요"

봄을 안고 서울에 도착한 다음 날 새벽, 내가 마주한 것은 시들다 못해 시커멓게 변해버린 쑥의 처량한 모습이었다. 분명 도착하기가 바쁘게 재료들의 상태를 확인하고 냉장고에 넣어두었는데 어제의 생명력은 온데간데없다. 쑥이 좋으니 아침엔 쑥국을 끓여야겠다고 요리사들에게 일러둔 것이 문제였다. 아침부터 쑥국을 끓일 요량으로 막내 요리사가 간밤에 미리 쑥을 깔끔하게 손질하여 넣어둔 것이다.

모든 식물은 사람의 손이 닿는 그 순간부터 시들기 시작한다. 특히 칼을 댄다는 것은 그 식물에게 죽음이나 다름없는 일. 더덕이나 연근 같은 뿌리 식물은 손질하는 데 시간이 많이 들지만 미리 손질해 둔다 해도 큰 영향을 받지 않는다. 그러나 녹색 채소들은 씻고 칼을 대는 그 순간부터 급격히 생명력을 잃는다. 생명력 강한 쑥도 마찬가지다. 그래서 가능한 씻지 말고 신문지 같은 것에 싸두었다가 조리하기 직전에 혹은 요리하는 날 아침에 손질해야 한다. 그런데 경험이 부족한 요리사가 자신이 일하기 편한 쪽으로만 생각하고 미리 다듬어놓은 것이다.

나는 요리사들에게 목소리를 높였다. 쑥을 미리 다듬어놓은 것은 아주 작은 실수라 할 수 있지만 요리를 하는 사람의 마음 자세에서 볼 때에는 무척 중요한 것이다. 요리사의 마음은 음식을 먹는 사람에게 고스란히 전해진다. 작은 것 하나까지 꼼꼼하게 챙기는 '정성'이라는 재료는 요리사에게 기본 재료나 마찬가지다. 요리에서 요령은 지혜가 아니다. 재료의 특성에 맞게 최고의 신선도와 맛, 영양과 기품 있는 음식을 만들어내는 것이 요리사의 지혜다.

사람들은 쑥국이 쑥이 조금 시들었다는 것을 잘 알아차리지 못할 수도 있다. 하지만 쉬운 음식이라 여기고 재료를 함부로 다루는 것은 쑥에 대한 미안함이요, 그렇게 음식을 내놓는 것 또한 음식을 먹는 사람에 대한 도리가 아니다. 음식은 혀끝의 맛이 절대 아니다. 혹자는 쑥 하나로 너무 큰 이야깃거리를 만드는 것 아니냐고 반문할지도 모르겠다. 그러나 풀 한 포기, 쑥 한 포기에도 있는 불성, 그 소

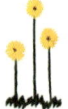

대안스님의
마음설레는
레 시 피

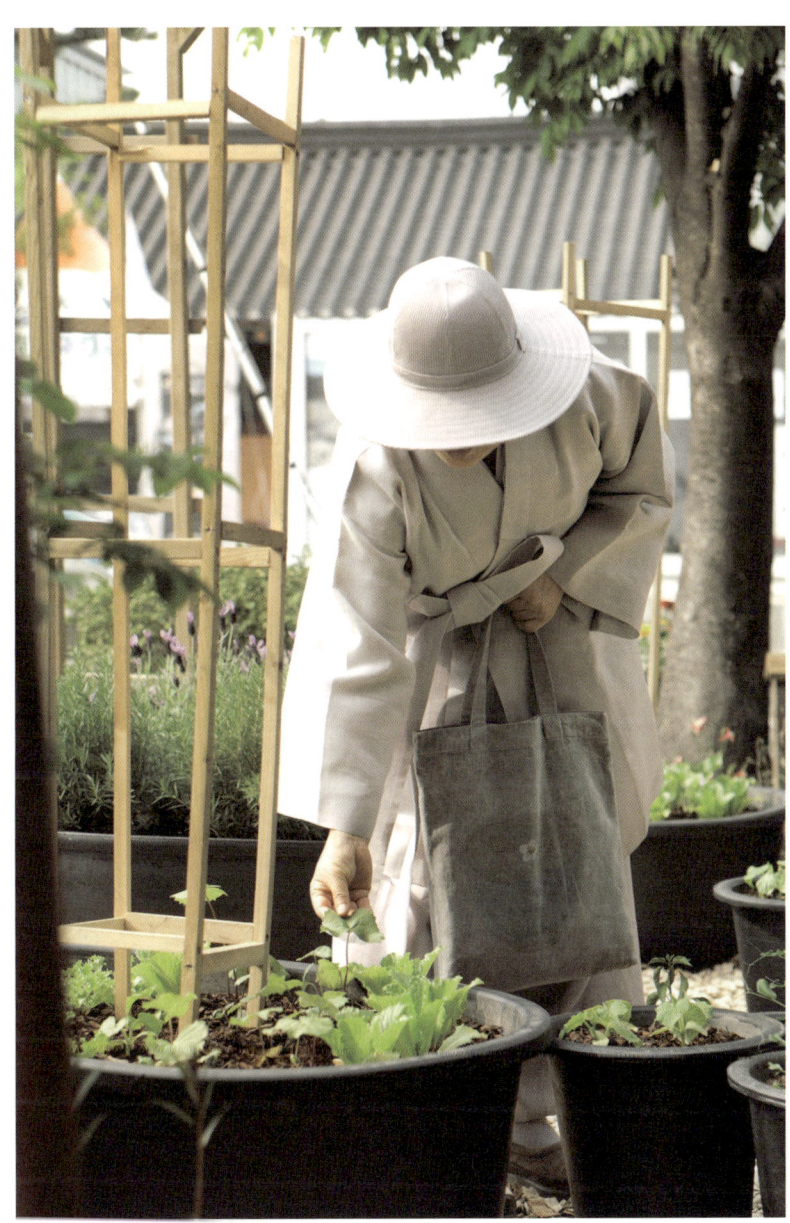

중함과 감사함, 수고로움을 귀히 여기지 않으면 안 된다.

쑥국은 예로부터 봄을 맞이하는 절기 음식이었다. 쑥의 푸른빛에 담긴 그 쌉싸래한 맛이 겨우내 침체되어 있던 기운을 깨워주기 때문이다. 때문에 양반가에서는 쑥에 달걀과 고기를 더해 완자를 빚어 쑥애탕을 끓이고, 사찰에서는 된장을 풀어 쑥국을 만들어 먹으며 춘곤증을 이겼으며, 곧 다가올 여름의 무더위를 물리칠 수 있는 힘을 얻었다. 결국 쑥을 먹는다는 것은 언 땅을 뚫고 나온 바로 그 생명력을 약으로 섭취하는 일인 것이다. 영양학적으로도 쑥에는 비타민A와 비타민C, 마그네슘과 칼슘, 칼륨 같은 각종 영양소들이 포함되어 있고, 이는 감기 같은 잔병을 막아주는 데 효과적인 것으로 알려져 있다. 뿐만 아니라 쑥은 찬 배를 따뜻하게 하여 부인병이나 변비에도 효과적이며, 소염, 지혈, 해열제로도 쓰인다. 때문에 내가 조금 편리하자고 생명력이 사라진 쑥을 손님에게 대접한다는 것은 결코 작은 실수가 아닌 것이다.

모든 생명은 존귀한 것이며 세상에 불성이 없는 것은 없다. 그래서 부처님께서 세상 만물에 불성이 있다고 전하는 것이다. 볼 수도 없고 잡을 수도 없는 공기에도 불성이 있고, 지저귀는 새 한 마리, 이름 없는 풀 한 포기에도 불성이 있다. 쉽게 표현하면 생명을 갖고 있거나 생명을 키우려는 창조력까지도 모두 불성이라는 얘기다. 세상에 나타나 있거나 나타나게 해주는 모든 것들은 자신만의 특수 임무를 가지고 태어난다. 만물 하나하나의 그 '다움'을 서로 지켜주는 것

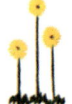

대안스님의
마음설레는
레 시 피

은 중요하고도 당연한 이치인데 그 모든 것들이 불성을 지닌 부처이기 때문이다. 즉 만물에 불성이 있다는 것은 우리 모두가 부처라는 말이다. 이미 깨달은 부처와 아직 깨닫지 못한 부처가 있을 뿐이다. 아직 깨닫지 못한 부처는 인연의 이치를 알아가면서 깨달음을 얻도록 성불하면 된다. 이것이 수행이라는 것이다.

그렇다면 어떻게 수행의 길을 걸어가야 할까?

남과 여의 성별도 없고, 김씨, 이씨, 박씨 같은 성도 없고, 잘난 사람, 못난 사람도 없고, 좋은 사람, 싫은 사람도 없고, 귀한 사람, 천한 사람도 없고, 내 식구와 네 식구가 없고, 사람과 동물, 식물의 차별도 없고, 나와 너의 차별도 없는 것, 분별심이 사라져 주관과 객관이 여위게 되는 삶이 곧 수행의 길이다. '나의 것', '나'라는 개념이 사라지는 게 부처님의 사상인 중도다. 이것은 곧 평등심을 뜻한다. 세상에 존재하는 것은 그 무엇도 평등하지 않은 것이 없고 소중하지 않은 것이 없다는 자각, 즉 만물에 불성이 있다고 믿는 순간 우리의 마음은 달라진다. 만물을 아름답고 존귀하게 여기는 넓은 부처의 마음이 된다. 부처란 큰 자비, 넓은 사랑, 깊은 지혜라 생각해도 되는데, 표상인 부처라는 이름을 떠나 그 뜻을 마음으로 받아들이면 우리의 마음은 넓고 넓은 우주심을 갖게 된다. 하늘의 태양이 늘 우리를 바라보고 지켜주듯 우리의 마음이 우리의 모든 것을 바라보고 지켜주는 무량광명의 세계를 열어준다.

뜻은 어느 정도 이해하겠으나 어찌 실천해야 하는지를 모르겠다

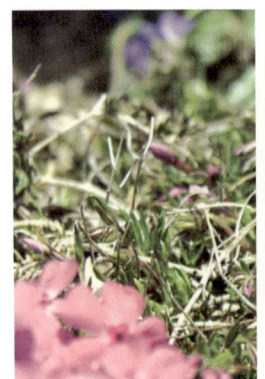
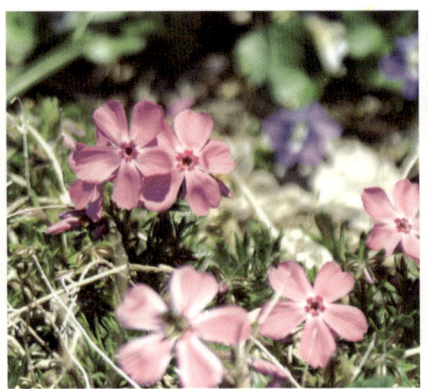
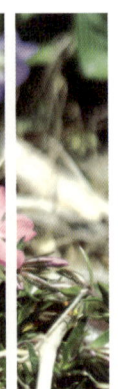

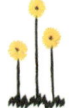

대안스님의

마음설레는

레 시 피

면 이렇게 해보자. 일단 고개를 끄덕이는 것이다. 세상에 귀하지 않은 것이 없다고 여겨지면 고개를 끄덕여라. 그리고 하늘의 공기, 새 한 마리, 작은 벌레, 이름 없는 풀 한 포기에까지 생명이 담겨있음을 알게 되면 다시 고개를 끄덕여라. 그 생명의 소중함을 천천히 생각하며 고개를 끄덕여라. 우리에게 생명력을 주는 모든 사물에게 감사함을 느끼면 고개를 끄덕여라. 소중하고 감사한 만물을 부처님 대하듯 섬기다보면 우리는 저절로 수행의 길을, 성불의 길을 걷게 된다. 더 나아가 그들이 미래의 존재들을, 다음 세상에 다시 태어날 나를 있게 한다는 사실을 깨닫게 되면 모든 존재에 대한 감사함이 자연발생적으로 일어나게 된다. 이것이 불성이다. 우리를 건강하게 해주기 위해 봄철 지리산 어느 자락에서 쑥으로 태어났다고 생각하면, 그가 곧 부처요, 내가 섬겨야 할 대상이 되는 것이다. 우리가 대하는 모든 음식 재료 하나하나에 불성이 있다고 생각하면 무엇 하나 소홀히 대할 수 없다. 음식 재료가 가진 특성, 즉 그 안의 불성을 잘 드러낼 수 있도록 돕는 마음으로 요리를 한다면 음식의 영양은 물론 풍미까지 끌어낼 수 있다.

사찰음식점 '발우공양'의 아침과 점심의 분주한 시간이 끝나고 조금 한가해진 오후. 다시 주방에 들어서니 요리사들이 바짝 긴장하는 모습이 역력하다. 이미 부처님의 미소처럼 아침의 일은 지나갔건만 요리사들은 아직 그 일을 마음속에 품고 있었던 모양이다. 그런 모습에 한편으로는 좀 미안하기도 하고, 또 한편으로는 귀엽기도 하다. 사실 가르침을 주는 하나의 방편으로 '불호령'을 썼을 뿐인데…. 새로운 방편을 쓰기 위해 냉장고로 걸어간다. 아직 손질하지 않은 산야초 몇 가지가 눈에 들어온다. 특히 홑잎이라는 것은 낯선 재료여서인지 싸놓은 모양 그대로 보관되어 있다. 풋풋한 향미를 지닌 홑잎처럼 공양간에 푸른 웃음이 피어오르기를 바라면서 홑잎을 꺼내 살짝 씻어 밀가루 반죽을 한다. 화살나무에서 돋아난 새순이라 부드러우면서도 쫄깃한 홑잎 안의 불성을 제대로 살리기 위해 밀가루 반죽의 양을 가능한 줄이고, 들기름을 아주 살짝만 둘러 가볍게 익혀낸다. 쑥을 다듬어놓았던 막내 요리사가 잔뜩 긴장한 채 내 옆에서 요리법에 대한 설명을 듣고 있다. 열심히 메모하는 모습을 보니 빨갛게 달아오른 볼이 영락없이 귀여운 학생이다. 나는 가장 먼저 부쳐낸 홑잎전의 한 모서리를 떼어내어 살짝 양념장을 묻힌 뒤 막내의 입에 밀어 넣었다. 귀까지 발그레해진 막내 요리사가 해맑게 웃으며 말한다.

"스님, 정말 입 안에 봄이 왔는데요."

사찰음식이 막내 요리사에게도 봄처럼 가까이 다가온 모양이다.

우리집
밥상 위의
사찰음식

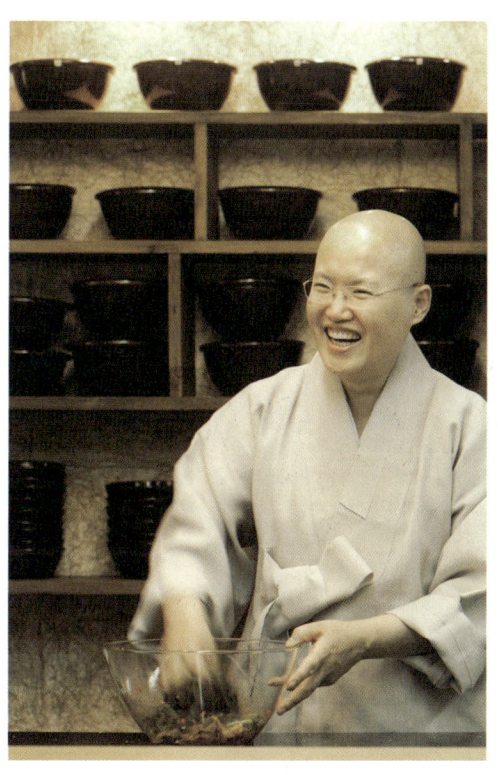

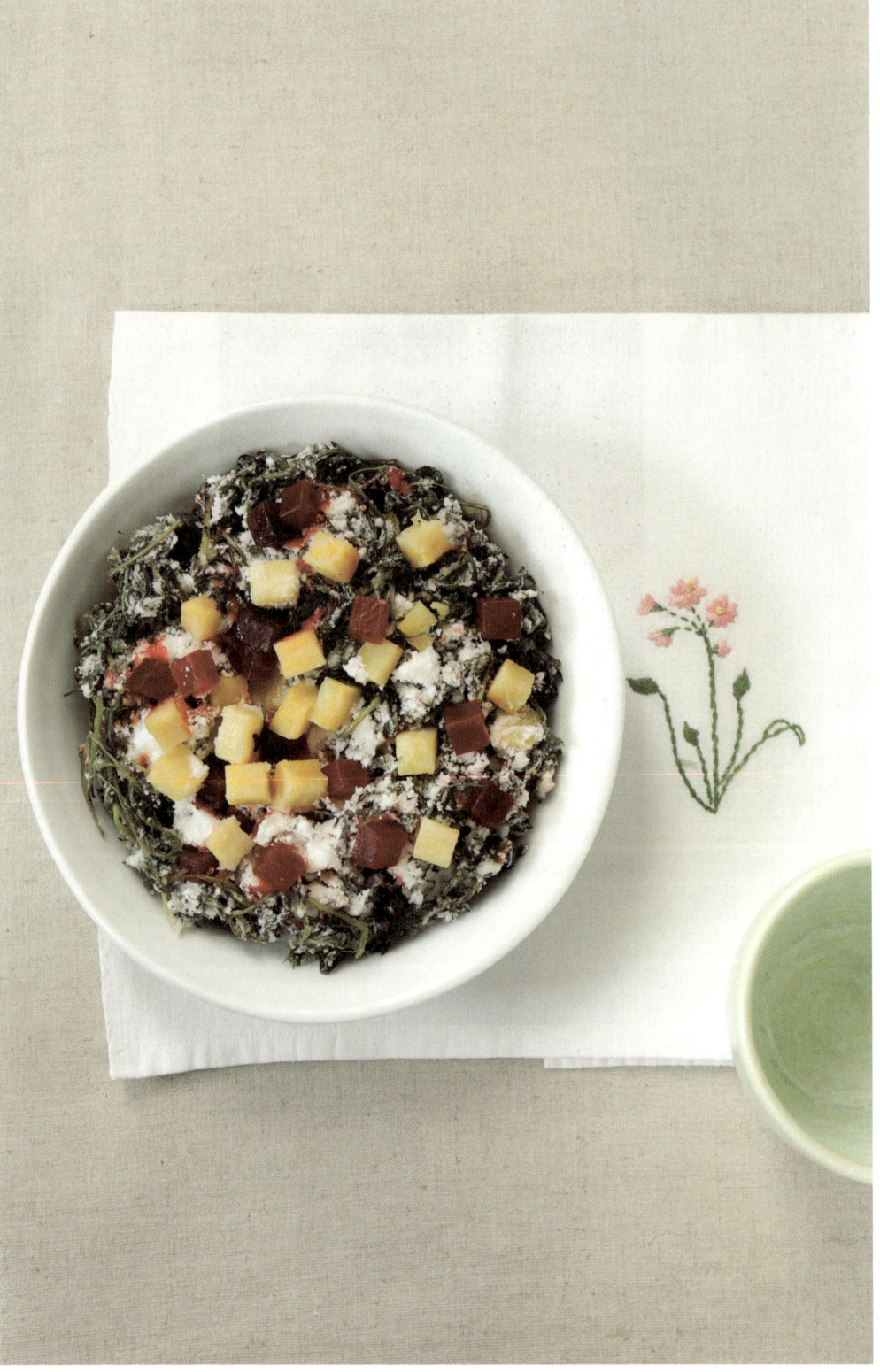

쑥버무리뿌리떡

쑥은 봄에 나오는 어린 쑥을 이용해야 한다. 간혹 가을에도 산에서 쑥을 보고 채취해서 먹는 이들이 있는데, 가을에 채취한 쑥은 식재료로 쓰기보다 뜸이나 목욕 등에 이용하는 것이 좋다. 봄에 채취한 쑥을 삶아서 냉동실에 보관하면 1년 내내 사용할 수 있다. 쑥버무리뿌리떡은 쑥과 쌀가루에 뿌리열매인 비트와 고구마로 포인트를 주어서 이름을 '뿌리떡'이라 명명하였다. 오행의 색을 맞추어 흰 쌀가루에 녹색의 쑥과 붉은색의 비트, 노란색의 고구마를 넣은 쑥버무리뿌리떡은 백설기나 쑥설기보다 색도 예쁠 뿐만 아니라 맛과 영양도 더욱 좋다.

재료_ 쑥 100g, 고구마 40g, 비트 40g, 밤 5개, 멥쌀가루 150g, 설탕 1큰술, 소금 1/2작은술, 물 2큰술

만드는 법

1. 쑥과 비슷하게 생긴 풀들이 많이 섞여 있기 때문에 쑥을 다듬을 때는 잘 살펴봐야 한다. 뿌리 부분으로 갈수록 보랏빛이 도는 것 역시 쑥이 아니다. 다듬은 쑥은 물에 깨끗이 씻어 물기를 제거한다. 크기가 크면 칼로 한두 번 잘라준다.
2. 고구마, 비트, 밤은 1㎝ 크기로 주사위처럼 깍둑썰기를 한다. 이때 비트는 30분 정도 물에 담갔다가 겉의 물기를 닦아준다. 비트의 빨간 물이 다른 곳에 번지지 않게 하기 위해서다.
3. 멥쌀가루는 체에 한 번 내려준다. 흔히 멥쌀가루를 구하기 어렵다고들 하는데 반나절 정도 불린 쌀을 체에 밭쳐 물기를 좀 뺀 다음 방앗간에 가져가면 바로 빻아준다. 많은 양을 한꺼번에 빻아서 냉동실에 보관했다가 사용하면 편리하다. 멥쌀가루에 설탕과 소금, 물을 잘 섞은 후 쑥과 고구마, 비트, 밤을 넣고 살살 섞어준다.
4. 찜통에 김이 오르기 시작하면 베 보자기를 깔고 준비한 재료들을 넣는다. 그리고 센 불에서 10~15분가량 쪄내는데 쑥이 너무 익지 않도록 주의한다. 우리가 즐겨먹는 백설기는 거의 탄수화물로 이루어져 있어 살이 찌기 쉬운 데 반해 쑥버무리뿌리떡은 쌀가루와 쑥, 채소의 양이 비슷하다보니 백설기보다 열량도 낮고 식감도 더 좋다.

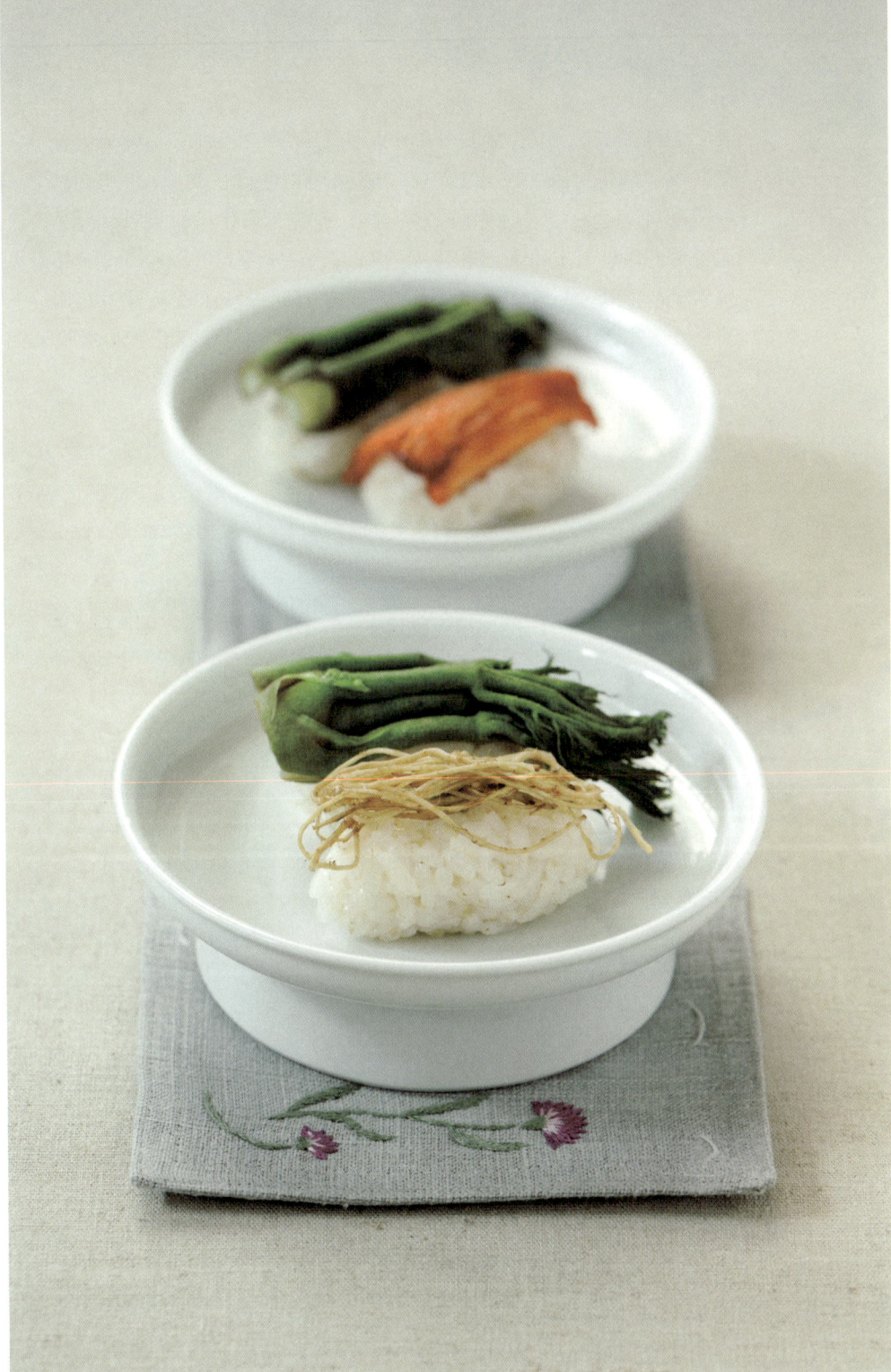

산야초초밥

초밥 하면 생선살을 얹은 초밥을 먼저 떠올리는데 밥을 초양념한 뒤 밥 위에 얹는 재료는 생선살 말고도 무궁무진하다.

재료_ 배아현미 500g, 씀바귀 50g, 두릅 5~6개, 더덕 2뿌리, 집간장, 소금, 설탕, 식초, 고추냉이 적당량, 참기름 약간, 단촛물(2배 식초 4큰술, 설탕 4큰술, 소금 1큰술), 더덕양념장(고추장 1큰술, 조청 1큰술, 참기름 1작은술)

만드는 법

1. 먼저 분량의 2배 식초, 설탕, 소금을 약한 불에서 서서히 끓여 단촛물을 만든다.
2. 단촛물이 만들어지면 배아현미로 고슬고슬하게 밥을 짓는다.
3. 밥이 지어지는 사이 밥 위에 얹을 재료를 손질한다. 쓴맛이 강한 씀바귀는 쓴맛을 제거하기 위해 깨끗이 씻은 후 소금, 식초, 설탕을 각각 1작은술씩 넣어 재어놓는다. 씀바귀는 입맛이 없을 때 식욕을 돋아주는 역할을 한다.
4. 두릅은 끓는 물에 소금을 넣고 살짝 데친다. 데친 두릅을 찬물에 헹궈내어 물기를 제거하고 집간장과 참기름만 살짝 넣어 버무린다.
5. 더덕은 껍질을 제거하고 돌려 깍은 후 방망이로 살살 두들겨 편다. 손질한 더덕에 양념장을 바른 후 팬에 굽는다.
6. 밥이 지어지면 뜨거울 때 단촛물을 넣고 섞어준다. 밥에 단촛물의 코팅이 잘 되어야 맛난 초밥을 즐길 수 있다. 초양념을 하고 뜨거운 김이 나가면 한 숟가락 분량을 손에 쥐고 고추냉이와 준비해둔 씀바귀, 두릅, 더덕을 얹어서 그릇에 담아낸다. 초밥 하나를 입에 넣으면 입 안 가득 봄의 향취가 퍼져 금세 행복해질 것이다.

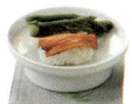 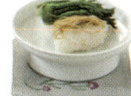

대안스님의

마음설레는

레 시 피

1장

치유하는 밥상

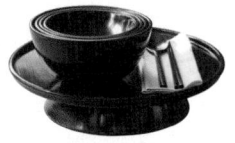

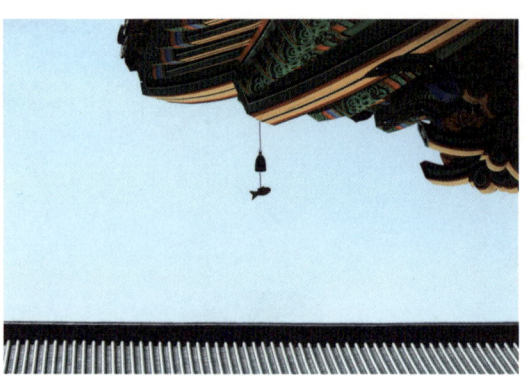

봄, 여름, 가을, 겨울의 각 계절은 우리가 필요로 하는 것들을 때마다 골고루 나누어준다. 백야가 있는 북극이든 펭귄의 나라 남극이든 자연은 묵묵히 우리에게 필요한 무언가를 끊임없이 제공한다. 자연은 인간에 의해 몸살을 앓고 또 스스로 치유를 반복하며 인간과 함께 살아간다. 자연과 인간은 함께 도를 닦는 도반처럼 우주라는 공간 속에서 살아가는 것이다. 따라서 서로 도와주는 체계가 되지 않으면 안 된다. 만약 서로 돕지 않는다면 자연과 인간은 모두 위험에 빠질 수 있다. 서로를 잘 이해하면 상생할 것이지만 자기만을 고집하거나 배려와 통찰, 지혜 없이 살아간다면 공멸할 것이다. 그중에서도 가장 작게 드러나는 것 그러나 가장 크게 와 닿는 것이 바로 우리에게 다가오는 질병이다. 그것이 정신적이든 육체적이든 우리는 고통 받게 되며 그 고통에서 벗어나고자 노력하게 될 것이다. 그렇다면 우리는 왜 이러한 질병이란 고통에 빠지게 되는 걸까? 그리고 어떻게 이 굴레에서 벗어나 건강하고 행복하게 살 수 있을까?

마음 그릇에 담은 음식

지리산 금수암에는 암 환자들이 꽤 많이 찾아온다. 그들은 한결같이 금수암에 가면 병을 고칠 수 있을 것이라는 소망을 품고 이곳 금수암을 찾는다. 나는 의사가 아닌 자연주의자이기에 먹을거리로 병을 완화시킬 수 있다고 믿는 편이다. 하지만 여건상 금수암을 찾아온 이들을 모두 받아들이기는 어렵다. 공간도 부족할 뿐만 아니라 환자들에게 병에 맞는 각기 다른 섭생과 마음가짐을 알려주어야 하는데 그것 역시 말처럼 그리 쉬운 일만은 아닌 탓이다. 또한 몸과 함께 마음까지 병든 환자들의 그 예민함과 자기중심적인 마음을 다스리게 하는 것 역시 무척 힘든 일이다. 여러 날에 걸쳐서 찾아온 병의 원인과 결과를 단번에 바꾼다는 것은 굳이 인연법을 들먹이지 않더라도 상식적으로 불가능하기 때문이다. 우리 스스로 마음 그릇에 무엇을 담느냐에 따라 건강과 질병, 행복과 고통의 삶으로 양극화된다. 그렇

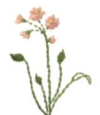

대안스님의
마음설레는
레 시 피

다면 우리는 마음 그릇에 무엇을 담을 것인가?

사실 질병이란 것은 길들여진 다섯 가지 근본 욕망의 마음 그릇에서 기인된 것이다. 먹고 싶은 욕망(食慾), 잠자고 싶은 욕망(睡眠慾), 이성과 접촉하고 싶은 욕망(性慾), 재물을 모으고 싶은 욕망(財慾), 명성을 떨치기를 바라는 욕망(名譽慾, 權力慾)을 가리켜 오욕(五慾)이라고 한다. 그리고 이러한 욕망을 얻어서 즐기고자 하는 것이 오욕락(五慾樂)이다. 이 중에서 식욕은 거의 대부분의 사람들이 가지고 있는 욕망이다. 인간은 기본적으로 생존을 위해 끊임없이 음식을 찾을 수밖에 없다. 이는 동물의 근본 속성이기도 하기에 식욕은 인간이 가장 끊기 어려운 욕망 중 하나다. 그러나 생존을 위한 식욕을 넘어선 탐식은 몸의 균형을 깨뜨리고 우리 몸을 질병으로 끌어들인다. 식욕만 잘 조절해도 나머지 네 가지의 욕망을 잠재울 수 있으니 먹는 것에 대한 조절의 힘은 생각보다 엄청난 것이다. 그래서 식사를 조절한다는 것은 아주 중요한 일이며, 무엇을 어떻게 먹을 것이냐 하는 것이 식사 조절의 핵심이라 할 수 있다.

신체적 한계에 따라 개별적 특성은 있겠지만 식욕을 조절할 수 있다면 수면욕도 잠재울 수 있다. 잠은 활동을 위한 휴식이지만 게으름을 연장시키고픈 열망의 산물이고, 과도한 잠은 마음을 오염시키기 마련이다. 나태하게 만들거나 망상에 젖게 만들거나 우울하게 만드는 힘을 지니고 있기 때문에 음양오행에 맞춰 해가 지면 잠자리에 들어 심신을 안정시켜야 한다. 물론 밥을 너무 많이 먹거나 적게 먹지 말라는 것처럼 수면도 적당히 조절하는 것이 중요하다.

　이성과 가까이 하고자 하는 성욕 또한 종족 번식에 따른 근본 욕망 중 하나다. 여기에서 의미하는 욕망이란 삶의 원동력이 되는 욕망, 인류 보존에 대한 욕망이 아니다. 감각과 쾌락에 대한 갈애를 뜻하는 것이다. 이것은 영혼을 갉아먹어 인간을 피폐하게 만들기도 한다. 진정한 생명존중사상과 인간애가 없으면 우리는 감각의 노예가 되어 감각의 제국에 갇히게 될 것이다. 얼마 전 몇몇 유명인들의 성적 사생활이 담긴 동영상이 스마트폰을 통해 유포되었다고 한다. 이러한 사회적 풍토는 성숙하지 못한 성욕을 분출시키는 극단적인 예라고 할 수 있겠다. 타인의 사생활을 훔쳐보며 웃는다는 것은 짐 캐리 주연의 영화 〈트루먼 쇼〉처럼 사회가 관음증에 빠져버리는 끔찍한 일이라는 것을 강조하고 싶다.

　이러한 것을 심리적으로 접근해보면 이 모든 고통을 낳는 욕망은 마음의 불안정에서 기인한다는 것을 알 수 있다. 부처님께서는 한 생명이 이 세상에 8천 번은 태어났다고 하셨는데 이는 내 안에 8천 개의 또 다른 내가 있다는 말과 별반 다르지 않다. 어찌 생각하면 우리 모두가 다중인격체라고 느낄 수도 있겠으나 현대를 살아가다보면 다양한 상황에 직면하여 다중인격적인 충돌이 빚어질 때가 종종 있다. 가령 평상시의 목소리와 전화를 받을 때의 목소리가 달라지는 것도 그런 경우라 할 수 있을 것이다. 한 인격체가 돌변하는 모습은 통화를 하는 상황에서도 쉽게 볼 수 있다. 대상 혹은 상황에 따라 돌변

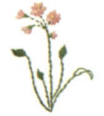

대안스님의
마음설레는
레 시 피

하는 '나'와 '타인', 이익에 따라 달라지는 또 다른 '나'들이 너무나 많다. 나도 모르는 내가 너무 많아 때로는 혼란스럽기까지 하다. 이때 사람들은 대개 '내가 왜 이러지?', '내가 왜 이러고 사는 거야?'하며 탄식을 하거나 어쩔 수 없는 일이라고 체념하고 만다. 특히 대한민국이라는 사회는 또 다른 '나'가 너무 많아야 하는 구조를 지니고 있어서 어쩌면 매 순간 한 사람이 8천 개의 나를 다 쏟아내고 있을지도 모른다. 이기심, 갈등, 편견, 교만, 폄하, 인격 모독, 인권 유린, 거짓과 독선의 나와 이들 부정적 요소의 반대편인 자유, 평등, 평화, 존중, 사랑, 우정, 만족, 나눔, 여유의 내가 뒤엉켜 살고 있는 것이다.

재물욕이나 명예욕은 사회적 욕망으로서 누군가를 밟고 올라서려는 의식이 편재되어 있는 욕망이다. 이는 근본 욕망이라기보다는 의식적으로 진화된 욕망이라 할 수 있다. 내가 아닌 다른 것을 나라고 착각하는 어리석음에서 파생되는 이러한 욕망들 또한 현대인에게 스트레스나 우울증을 유발하는, 즉 우리의 마음을 병들게 하는 요즈음 말로 '완전 독한 욕망'이다. 이런 마음이 지쳐서 몸이 지치고 그것에 대한 영향으로 질병에 시달리게 되는 것이다.

그러나 적을 알고 나를 알면 백전불패라 했듯이 마음이 왜 우리를 지치고 힘겹게 만드는 것인지 그 원인을 알아보면 어떻게 치유할 것인지에 대한 답도 찾게 된다. 그렇게 스스로 확인된 마음은 굳건하고 지혜로워서 어떠한 마음의 독에도 물들지 않는다. 그렇다면 마음의 독과 약은 무엇인가?

탐(貪) 탐식을 향한 마음, 그 무서운 독

사찰음식을 하는 스님이 '마음'을 제 일의 화두로 삼는다는 게 의아하게 여겨질 수도 있겠다. 그러나 '마음 밭'에서 모든 음식이 자라고 그것이 우리의 자양분이 되어주기에 마음 이야기는 거를 수 없는 끼니 같은 것이다. 이러한 마음에 품어서는 안 될 세 가지 독이 있는데 그것이 바로 탐(貪), 진(瞋), 치(痴), 삼독(三毒)이다. 그 중에서 가장 보편적으로 드러나는 것이 탐하는 욕망이다. 탐하는 마음에서 거짓된 '나', 오염된 '나'가 형성된다. 거짓된 나를 보호하고 그 뜻을 따라야 하니까 탐욕이 생기고, 탐욕은 계속 더 큰 욕망을 행복이라 여기게 만든다. 그리고 그것이 채워지지 않으면 고통스러워하고 불안해하며 번뇌에 물들게 된다. 이러한 마음은 우리가 대수롭지 않게 생각하는 식탐에서 출발한다고 해도 무방하다.

나 역시 이런 식탐에 사로잡힌 적이 있었다. 봉녕사 강원 시절에 있었던 일들을 생각하면 지금도 입가에 웃음이 배어난다. 승려가 된다고 절로 들어간 내가 정말 먹어도 너무 먹어댄 것이다. 중요한 것은 그렇게 먹는데도 늘 배가 고프다는 것이었다. 밥그릇인 큰 어시발우에 밥을 고봉으로 꾹꾹 눌러 담으면 도무지 제 시간에 밥그릇을 비워낼 수가 없었다. 10분 안에 밥을 먹어야 하는데 법당의 한복판인 어간으로 승늉도 따르러 나가야 하고 이래저래 왔다 갔다 하다보면 늘 시간이 부족했던 것이다. 밥을 하도 많이 담아서 다른 스님들은 그릇을 씻고 있는데도 나는 미처 그릇을 비우지 못하고 입승스님이

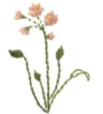

죽비를 치는 그 순간까지도 밥을 먹는 경우가 허다했다. 소쩍새가 솥이 적다고 울기라도 하면 나도 따라 눈물이 핑 돌 지경이었으니 어린 병아리가 따로 없었다. 비단 나뿐 아니라 중좌줄에 있는 스님들은 거의 그러했다. 모두들 밥 먹기에 바빴다. 사실 먹을 것이 없기도 했고 고승들의 글을 공부하는 치문(緇門)반에 들어가면 긴장도 많이 될 뿐더러 하루 종일 소리 내서 글을 읽기 때문에 늘 배가 고팠다. 그러나 고픈 만큼만 먹었던 것은 아니었다. 배가 고플 거라는 생각에 나는 아무 거리낌 없이 고봉밥을 선택했던 것이다.

절집에는 같이 공부하는 사형 사제가 모여 차를 마시며 담소를 나누는 '차담 시간'이라는 것이 있다. 이때 조금씩 다과를 나누어주는데 이것을 먹지 않고 옷자락에 숨겨놓곤 했다. 그러나 바쁜 하루 일과를 마치고 나면 숨겨놓은 사실 자체를 잊기도 하고, 어디에 넣어두었는지 기억을 못할 때도 있으며, 적절한 때에 찾아 먹지 못해 상해버린 음식을 발견하기도 했다. 왜 그토록 음식에 대한 탐심을 내려놓기가 어려웠을까. 그러나 지금에 와서 돌이켜보면 어리석어서 탐심이 일어났고, 그 탐심으로 저지른 행위들이 오늘의 빈 배 같은 승려 생활을 하는 데 조금이나마 도움이 되지 않았을까 생각하게 되는 것이다. 가득 채워보았던, 그래서 채울 것이 없음을 알게 된 현자는 배를 채울 이유가 없으니까 말이다. 그렇다고 탐욕을 채워봐야 그것의 덧없음을 깨닫게 된다는 얘기는 아니다. 인간에게는 실패의 경험 속에서도 가야 할 바를 알아차릴 수 있는 불성이 있다는 것을 비추어 말하고자 함이다. 이러한 탐심은 좀 더 면밀하게 살펴볼 필요가 있다. 어떤 탐심이 나를 사로잡으려 하는가?

예전에는 열악한 환경에서 살아남기 위한 최소한의 잉여 에너지를 만들고자 이를 악물고 치열하게 살아야만 했다. 지금과 같은 식생활 형태가 자리잡기 시작한 지는 채 30년도 되지 않았다. 한국은 아주 짧은 시간에 음식문화의 형태가 바뀐 특이한 경우에 속한다. 중동이나 일본, 인도, 유럽 어디든 우리처럼 음식문화가 빨리 바뀐 곳은 없다. 예전에는 필요한 단백질을 채우기 위한 노력으로 절기마다 특별식을 먹거나 기름진 음식을 구경할 수 있는 잔치를 기다리는 게 고작이었다. 지금처럼 골목마다 고깃집과 술집이 즐비하게 늘어선 모습은 상상도 할 수 없었고, 외식문화나 배달문화라는 것은 더더욱 그러했다.

어쩌면 우리는 로마의 황제였던 네로보다 더 지나친 향락에 빠져 살고 있는지도 모르겠다. 사시사철 갖가지 모양의 신발을 구입하고 그것에 맞는 옷차림과 또 그에 어울리는 머리 모양을 하며 노란 금붙이나 물방울 모양의 액세서리까지 갖추기를 희망한다. 얼굴도 연예인처럼 바꾸려 하고 정력 넘치는 생활을 위해 각종 건강보조식품들을 섭취한다. 그리고 이러한 것들을 품위 유지라 부르며 반드시 필요한 것으로 생각한다. 그러나 이것은 단지 겉치레를 위한 욕망일 뿐이다. 식탁 위에서도 탐욕스런 만행은 스스럼없이 자행되고 있다. 남은 반찬은 바로 음식물 쓰레기통으로 버려지고, 찌개나 국을 버리

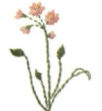

대안스님의
마음설레는
레 시 피

는 것에 전혀 거리낌이 없다. 음식물 쓰레기가 환경을 오염시킨다는 것을 인식하고 죄책감을 느끼는 이는 더더욱 흔치 않다. 이러한 탐심의 정점은 냉장고에서 나타난다. 보통 일반 가정을 보면 기본적으로 냉장고와 김치냉장고를 갖추고 있으며 냉장고 한 대를 더 구비해놓은 집들도 많다. 냉장고 안에는 먹을거리를 종류별로 가득 재어놓는 것이 행복이요 기쁨인 줄 아는 탐심이 깊숙이 자리잡고 있다. 네로가 있는 것을 최대한 끌어들여 향락을 누렸다면 우리는 한 단계 더 업그레이드시켜 미래의 향락까지 준비해가며 탐심을 채워가고 있는 것이다. 그래서 냉장고를 비우는 일은 탐심을 줄이는 방법 중 하나이며, 또한 우리의 건강을 지킬 수 있는 방법이기도 하다.

일명 '고급병'이라 불리는 고혈압, 고지혈증, 당뇨, 통풍 등은 먹는 습관만 바꿔도 상당히 개선되거나 치유될 수 있다. 육식을 조금만 줄여도 건강과 환경이 동시에 좋아질 거라고 나는 굳게 믿고 있다. 식습관에 대한 탐심은 탐식과 육식이 가장 큰 공범이다. 우리의 잘못된 식습관 때문에 우리 스스로가 고통 받게 되는 것이다. 사물에 맑은 수정을 가까이 대면 그 사물의 모습이 수정에 고스란히 담겨지는 것처럼 우리가 육식을 가까이하면 우리의 성품도 동물의 습성을 닮게 된다. 육식을 즐기는 이들에게서는 동물의 공격적이고, 사납고, 참지 못하고, 부끄러움이 없는 성향을 쉽게 발견할 수 있다.

우리나라는 예로부터 온돌문화가 발달해왔다. 그것은 우리 민족이 농사짓고 채집하면서 삶을 영위해왔다는 증거이기도 하다. 고려시대에는 숭불사상에 따라 육류 음식을 억제했으나 조선시대에 들어서면서 육류가 다시 밥상에 오르기 시작했다. 그러던 것이 한국전쟁 이후 문화가 급하게 서구화되면서 육식문화도 점차 확대되어갔다. 우리 민족은 채식 유전자를 가지고 있다. 동양인이 다리가 짧은 이유는 장이 길기 때문인데 서양인의 장이 2m 정도라면 동양인의 장은 4.5m에 이른다. 그래서 육식을 하면 속이 든든하다는 사람도 있지만 속이 거북하고 답답하다는 사람이 더 많은 것이다.

    우리는 육식을 하기 위해 생명존중사상, 공존과 화합이라는 것을 완전히 박살내버렸다. 마블링이 좋은 소고기와 돼지고기를 먹기 위해 숨 쉬기도 어려운 좁은 공간 속으로 가축을 밀어 넣고, 옆의 동물을 물 수도 있다며 아직 어린 동물의 이빨을 가차없이 뽑아버린다. 수평아리는 자루에 넣어 죽이고 암평아리는 다른 병아리들을 공격하지 못하도록 부리를 잘라버린다. 연한 육질을 얻기 위해 수컷들은 거세를 시키고, 병에 걸리는 것을 예방하기 위해 항생제를 투여한다. 그렇게 최대한 살을 찌운 가축들은 채 자라지도 못한 채 도륙당하여 우리의 식탁으로 올라온다. 멜라니 조이의 책《우리는 왜 개는 사랑하고 돼지는 먹고 소는 신을까》에서처럼 우리는 필요에 의해서 동물들을 마음대로 처리하고 그에 대해 무덤덤한 육식주의 스키마(Schema)에 빠져 무서운 일을 자행하고 있는 것이다. 숨을 막고, 명을 끊어 죽인 그 동물들의 기운이 과연 우리에게 어떤 영향을 미칠 것인가? 생명을 존중한다면 풀 한 포기, 개미 한 마리의 생명도 함부로 해

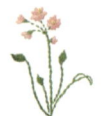

대안스님의
마음설레는
레 시 피

칠 수 없다. 누구를 해치지 않는 자는 또한 탐식으로 인한 질병에 걸릴 수도 없다.

식탁 위에 올라오는 가축을 키우는 데 전 세계 곡물의 30%가 소비되고 있다고 한다. 육식을 5분의 1로만 줄여도 지구상의 식량난이 거의 없어질 것이라는 사실에는 놀라지 않을 수가 없다. 그래서 종교 단체나 학교 등에서는 일주일에 하루 정도는 고기를 먹지 않는 날로 지정하여 이를 실천하자고 권유하고 있다. 세계 온실가스의 51%가 축산으로 인해 발생하는 것이라 하니 이는 환경과도 아주 밀접한 관계를 맺고 있다. 남극, 북극, 아마존에서의 환경 파괴가 여러 이상 기후와 지층의 불안정을 초래해 많은 이상 증후들을 발생시키고 있는 것이다. 우리가 식탁에서 고기를 줄이거나 멀리 한다면 사람뿐만 아니라 동식물을 포함한 모든 자연이 평온한 숨쉬기를 할 수 있을 것이다. 더 이상 슬픈 워낭소리를 염려하지 않아도 되는 공존의 세계가 우리 앞에 있다. 단지 우리가 고기를 덜 먹는 것만으로도.

이러한 탐심을 잠재울 수 있는 것이 바로 소식(小食)이다. 하지만 하루아침에 소식을 실천한다는 것은 그리 쉬운 일이 아니다. 우리는 무엇이든 해보지 않은 것은 낯설어하고 두려워하는 속성을 지니고 있기 때문에 결심한 바를 바로 실천에 옮기는 일은 크나큰 용기를 필요로 한다. 그러나 어려워 보이는 것도 때가 되면 자연스럽게 시작하게 된다. 모든 것은 결심한 바로 그 순간부터 시작된다. 그리고 하나하나 실천해나가면 그만이다. 소식은 욕망을 줄이는 작업이기 때문

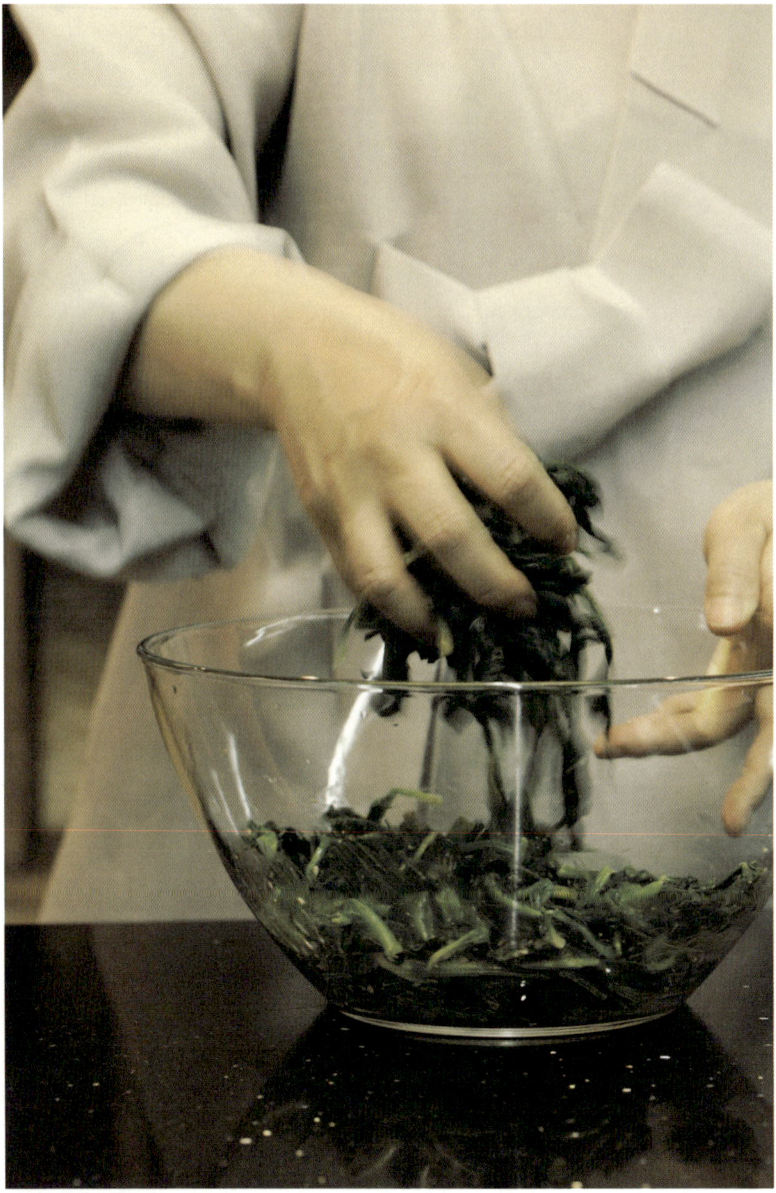

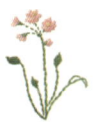

대안스님의

마음설레는

레 시 피

에 마음을 길들이는 방법부터 찾는 것이 좋다. 가령 밥을 직접 차려 먹지 않았던 사람이라면 두부 한 모, 양배추 한 개라도 손수 사보는 것이 중요하다. 식물의 생생함과 장사하는 이들의 생동감이 어우러진 시장이면 더욱 좋고 바쁘다면 가게에서 구입해도 좋다. 작은 찜통 같은 것도 함께 구입하면 좋겠다. 양배추를 잘 씻어 찜통에 넣고, 두부는 반 모 정도 썰어서 끓는 물에 살짝 데친다. 그리고 넓은 접시에 이 두 가지를 먹을 만큼만 담는다. 밥은 평소처럼 퍼놓은 다음 한 숟가락을 덜어둔다. 반찬 역시 먹고 싶은 것 두 가지만 골라 접시에 덜어놓는다. 국이나 찌개는 작은 종지에 국물을 많지 않게 해서 담는다. 그리고 가만히 음식을 바라본다. 이 음식들이 어디에서 왔나 잠시 생각해보고, 감사함을 느낀다. 설사 그런 마음이 들지 않는다 하더라도 밥을 먹을 때마다 반복한다면 형식이 생각을 담아내는 날이 오게 될 것이다. 그리고 천천히 맛을 음미하며 그 향을 마음에 담아 먹어본다. 모든 음식을 만들 때 밥 한 숟가락 덜어놓는 마음으로 양념을 줄여나가면 담백하고 자연스러운 음식과 만나게 되고 조금씩 절식하는 습관이 생겨 소식이 몸에 배게 된다. 이렇게 하나하나 마음과 함께 먹어가는 습관을 만드는 수행식이 바로 사찰음식이다.

 아무리 해도 소식이 어려운 사람들은 단식 수행에 도전해보는 것도 괜찮은 방법이다. 단식(斷食)이라는 것은 문자 그대로 그동안 먹어왔던 음식을 중단하는 것을 말한다. 이것은 체질 개선이나 마음의 경향성을 바꾸기 위한 방법으로 혹은 수행의 방법으로 결행하게 된다. 단식은 몸과 마음의 비움이고 쉼의 시간이기에 단식 후에는 자신을 교정할 수 있고 또 모든 것에 감사하는 마음이 저절로 생겨나게 된다. 그러나 단식은 강인한 의지력을 필요로 하기 때문에 책을 보고 한다든지 주위 사람의 이야기만 듣고 실행하는 것은 좋지 않다. 또한 위험 요소가 많으므로 처음 도전하는 사람은 숙련자의 도움을 받는 것이 좋다. 단식의 종류는 다양하지만 일반인들은 보통 물만 먹거나 효소물을 먹으며 단식을 하는 경우가 많다. 단식을 하면 우리의 오장육부도 휴식을 취할 수 있을 뿐만 아니라 책이나 텔레비전, 컴퓨터, 전화와 멀어짐으로써 눈과 머리도 쉴 수 있다.

　본격적인 단식에 돌입하기 전에 준비 단계로 절식(絶食)을 해야 한다. 만약 감기에 걸렸거나 몸이 피곤한 상태, 큰 행사를 앞둔 상태라면 단식을 시도하지 않는 것이 좋다. 또한 단식에 들어가기 전에는 구충제를 복용하고 단식 첫날에는 관장을 하는 것이 좋다. 만약 단식의 목적이 다이어트라면 엽산 함유율이 높은 식품을 섭취하도록 하는데 예를 들면 아침에는 브로콜리, 당근, 표고버섯, 은행, 현미 등을 넣고 끓인 채소죽을 먹는 것이다. 토마토 반 개 분량을 삶아 먹거나 사과 4분의 1쪽을 먹는 것도 괜찮다. 점심에는 기름기가 많은 것을 피하고, 양배추나 무나물 등의 채소를 곁들여 먹는다. 간식이 필요할 때에는 당근 두 조각을 오래 씹어서 먹는다. 저녁에는 두부 4분의 1모와 과일주스를 마신다.

　단식은 물 이외의 모든 음식을 끊어야 하지만 공기는 마음껏 마

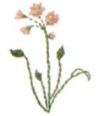

대안스님의
마음설레는
레 시 피

실 수 있다. 끊임없이 숨을 들이마시고 내쉬면서 호흡에 집중을 하면 신체에서 일어나는 정화 현상을 느낄 수 있다. 단식에서는 호흡을 통한 관찰이 무엇보다 중요하다. 우리는 보통 숨을 쉬는 행위에 대해 별 관심을 두지 않고 살아간다. 하지만 호흡은 우리의 감정과 가장 일치되게 나타나는 기운이다. 힘이 들 때에는 깊은 숨을 내쉬고, 어려운 고비를 넘긴 후에도 안도의 숨을 길게 내뱉는다. 기쁠 때에는 웃음소리에 맞춰 즐거운 숨을 내쉬고, 슬플 때에는 거칠고 가쁜 숨을 잇는다. 숨은 이렇듯 우리의 삶과 밀착되어 있다. 단식 기간에 호흡 수련이 중요하다고 강조하는 것도 이 때문이다. 이러한 호흡 수련은 그러나 그리 어렵지 않다. 소식을 위해 앞에서 행했던 작은 실천처럼 작은 것부터 실행해나가면 된다. 하루에 두세 번 5~10분 정도 눕거나 앉은 상태에서 움직이지 않고 자신이 숨 쉬는 모습을 바라본다. 그리고 이것이 잘 되면 아랫배를 의식하며 천천히 깊게 숨을 들이마신 후 가볍고 가늘게 내쉰다. 단전호흡을 예로 들자면 배꼽 아래 3㎝ 정도에 의식을 집중하고 이곳으로 숨을 마시면서 숨을 머무르게 한다고 생각한다. 그리고 이 숨이 천천히 꼬리뼈로 빠져나간다고 생각한다. 무리하게 행하지 말고 천천히 숨이 가쁘지 않을 정도로 하여 10분 정도 하면 된다. 머리가 좀 아프다면 시간이나 길이를 줄여가면서 자신에게 맞는 시간과 횟수를 정해본다.

    부처님도 들숨 날숨의 호흡을 관찰하고 이때에 일어나는 감각이나 마음을 알아차리는 '아나빠나사띠(Anapanasati)'를 근간으로 깨달음을 얻으셨다. 이처럼 호흡 수행 한 가지로도 큰 깨우침을 얻을 수 있으니 호흡을 소중히 바라보고, 제대로 호흡할 수 있게 만드는 호흡 수련이 중요한 것이다. 호흡 수련을 단 10분간이라도 꾸준히 한다는 것은 꽤 많은 인내심을 필요로 하는 수행이다. 호흡 수련이 익숙해지면 피부로도 호흡할 수 있다는 것을 깨닫게 된다. 코나 입뿐만 아니라 피부 전체로 호흡하기 때문에 신진대사가 활발해질 뿐만 아니라 순환기의 흐름도 좋아지고 몸과 마음이 활성화된다. 피부와 호흡기로 숨을 쉬는 풍욕이 몸에 좋은 것도 이러한 원리 때문이다. 날마다 호흡을 수련하는 것은 풍욕과 마찬가지로 스스로를 정화하여 몸과 마음을 안정시켜 준다. 호흡 수련이 익숙해지면 삶에 자신감이 생기고 더불어 여유 있는 삶도 즐길 수 있다. 또한 호흡 수련은 자만과 욕심은 금물이라는 것을 깨닫게 해주기 때문에 소식이나 절식, 단식에도 도움을 준다.

　단식을 하면 뭉쳐 있던 근육이 풀어지고 몸속의 독소도 빠져나오는데 요가와 같은 유산소 운동과 병행하면 몸에 활력을 불어넣는 데 훨씬 효과적이다. 이런 활동을 통해 장이 활성화되고 올바른 근육이 형성되며 몸의 균형이 이루어지기 때문이다. 하루에 2ℓ 이상의 물을 마시면 더욱 좋다.

　절식과 단식을 위해 성취된 소식 습관은 영혼을 정화시킨다. 먹을 것이 천지인 현대생활에서 식탐을 극복하는 것은 큰 수행이다. 인간의 탐욕 중에서 먹는 것에 대한 탐욕은 다른 탐욕을 불러일으키는

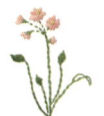

대안스님의
마음설레는
레 시 피

원인이 되기 때문에 부처님도 수행의 방편으로 소식을 강조하셨다. 또한 과식은 질병의 원인이 되고 몸과 마음을 해치기에 소식은 무엇보다 중요하다. 소식이라는 수행의 관문을 넘어선다는 것은 수행의 길로 들어서고 있다는 신호탄과 같다.

진(瞋) 탐심이 흘러 두려움으로

출가를 한 후에는 더욱 바쁜 나날을 보내야 했다. 대부분의 출가자들은 강원에 들어가서 공부를 하거나 선방으로 갔지만 나는 출가한 절의 노스님께서 불사를 하시게 되어 그곳에서 지내야 했는데 불교도 모르는 초심자가 백일기도도 여러 번 드려야 했고, 일하는 분들의 공양도 돌봐야 했던 것이다. 미장 공사를 하면 벽돌과 시멘트, 모래 등을 나르느라 바빴고, 틈틈이 산에 올라 주워온 도토리로 묵도 쒔고, 불린 콩을 가득 담은 양동이를 들고 마을로 내려가 방앗간에서 갈아오기도 했고, 뜨거운 여름날 두부를 만들겠다고 가마솥에 불을 지피며 나무아미타불 훌쩍 관세음보살 훌쩍 눈물을 훔치기도 했다. 얼굴을 타고 흐르는 땀방울과 목탁 소리, 마음을 내려놓는 절을 반복하는 사이 자연스레 공양간을 지키는 시간이 많아지게 되었고 그러면서 절집 음식에 대한 관심도 점점 높아지게 되었다. 노스님, 은사스님, 도반스님들의 공양을 차리는 사이 나도 모르게 나의 두 손 위로 전통 사찰음식이 질펀히 익어가고 있었던 것이다.

그러던 나에게 갑자기 여러 가지 질병이 찾아왔다. 레이더에 걸

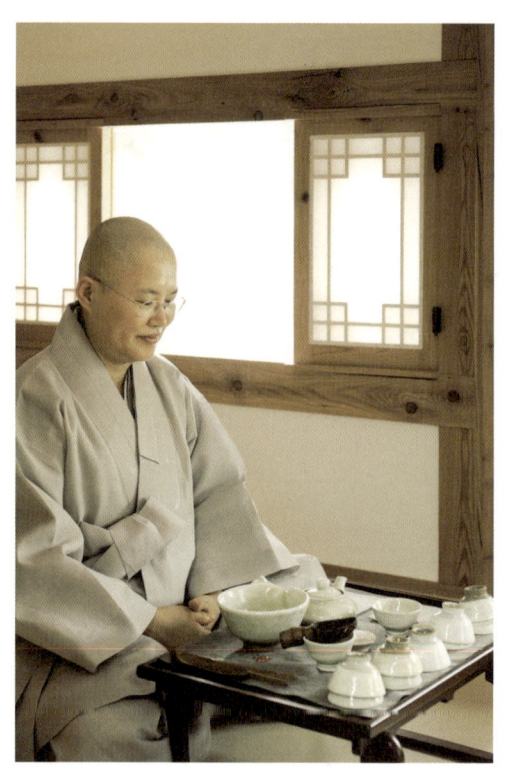

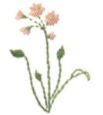
대안스님의

마음설레는

레 시 피

린 첩보원처럼 나의 몸은 꼼짝달싹할 수 없는 상태에 이르렀다. 갑상선 기능에 문제가 생겨 저하증과 항진증을 앓게 되었고, 그로 인해 비만이 찾아왔다. 또 눈길에 미끄러져 허리 디스크와 좌골 신경통까지 떠안게 된 것이다. 그 외에도 여러 질병의 편린들이 내 몸을 중생심으로 물들여놓았다. 내불성은 불안에 가려지고 불편하고 답답한 시간이 이어졌다. 업풍(業風)이었고, 조복(調伏)받지 못한 마음이 뿌린 몸의 질병이었다. 유년 시절부터 이어진 두려움들이 기어이 병을 만들었고, 고독하고 처절한 삶에서 벗어나고자 선택한 출가조차 도움은커녕 나를 더욱 고뇌하게 하고 힘들게 했다는 생각이 머릿속에서 떠나질 않았다. 십방이 절망과 번뇌에 둘러싸였고 나의 온 몸은 부처님이 말씀하신 '고(苦)'라는 말로 친친 감겨 있었다. 불안, 초조, 긴장, 근심, 서글픔, 외로움, 슬픔, 통증이 고통, 분노와 함께 나를 꽁꽁 휘감았다.

이 모든 두려움과 업 덩어리들을 물리치기 위해 나는 다시 수행을 시작했다. 병증은 점점 나아지고 있었지만 몸이 완전히 회복되기까지는 오랜 시간이 필요했다. 비만이 가장 큰 문제였다. 아무리 정진을 해도 체중은 좀처럼 줄어들지를 않았다. 어릴 때부터 잘 챙겨먹던 습관이 몸에 배어 절식이 쉽지 않았던 탓이다. 더군다나 출가 후에는 예불 후에 남겨진 밥을 울력으로 먹던 것이 습관이 되어 더욱 절식이 어려웠다. 냉장고가 제대로 갖춰져 있지 않은 탓에 음식이 남으면 상하기 전에 서로 나누어 먹어야 했는데 나물이 남으면 비벼 먹고 전이 남으면 찌개에 넣어 먹으며 남은 음식들을 모조리 먹어치웠던 것이다. 이러한 절집 사정 때문에 과식하는 습관이 생겼고 이미 훈습되어버린 식탐을 고치기란 여간 어려운 것이 아니었다. 그래서 선택한 것이 지리산행이었다. 구불구불한 좁은 길에 허름한 창고 같은 토굴에서 나의 두 번째 출가가 시작된 것이다. 새벽 공기를 가르며 홀로 도량석을 돌고, 약초를 캐고, 묵을 쑤고, 두부와 된장을 만들고, 공양을 올리며 천일기도를 시작했다. 모든 것은 밖이 아닌 내 안에 있는 것이기에 마음을 다시 들여다보고 나를 제대로 보는 기도를 시작한 것이다. 금수암도 이때 새로 짓기 시작했다. 지리산의 댐 건설을 반대하기 위해 설립된 지리산생명연대의 활동에 동참하며 생명의 소중함을 알았고 이를 실천해나가며 병든 몸으로부터 자유로워지기 시작했다. 나의 식습관에서 바라보았을 때 소식은 낯선 것이었다.

그러나 점점 소식이라는 것의 낯섦과 두려움에서 벗어나기 시작했다. 그동안 길들여졌던 과식과 멀어지고 소식과 절식에 익숙해져 갔다. 흔히 사람들은 소식을 하거나 채식을 하는 이들에게 "그것만 먹고 어떻게 살아요? 저는 그렇게 먹으면 죽어요"라는 말을 하곤 한다. 그들은 오히려 그들 자신이 질병에 시달리며 건강한 삶을 죽여가고 있다는 생각은 미처 하지 못한다. 그리고 두려움과 불안으로 끊임없이 음식을 탐한다. 음식을 채우지 못하면 근심과 분노, 격분이 일어나고 적의와 악의를 품으며 진심(瞋心)과 분심(忿心)을 표출한다. 그렇게 되면 자연 질병에 걸릴 수밖에 없다. 마음이 아프니 몸도 아프

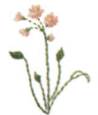

대안스님의
마음설레는
레 시 피

다. 질병이 몸과 마음을 옭아매고 있는 것이다.

사찰음식을 배우는 수강생 중에는 꽤 다양한 연령층의 남자들도 있는데 그중에서 유난히 수강생들과 잘 부딪치는 50대 처사님이 있었다. 일반적으로 보면 사회적으로 안정되고 성공한 부류에 속하는 분이었지만 자신의 뜻과 맞지 않으면 불같이 화를 내곤 했다. 결국 사람들은 그 처사님과 같은 팀에서 공부하기를 꺼려하며 자리를 바꿔달라는 부탁까지 나올 지경에 이르렀다. 사회생활을 하는 분인지라 그런 상황에 스스로 각성을 하는 듯도 싶었으나 마찰은 여전했다. 그분이 좋아하는 음식은 술, 고기, 마늘 같은 힘과 기를 넘치게 하는 것들이었다. 낯빛도 늘 검거나 불긋불긋해서 겉으로 보기에도 성격이 급하고 화를 잘 낼 것 같았다. 그래서 처사님을 불러 심장이 상하니 화를 다스리고 음식도 신선한 채식 위주로 바꿔보라고 권유했다. 그렇게 화를 내다가는 뇌혈관 질환이든 심장이든 곧 폭발할 것이라는 진심 어린 으름장도 빼놓지 않았다. 그리고 6개월이 지났을 무렵, 그분은 식단을 채식 위주로 바꿨을 뿐인데 마음 쓰는 원리가 조금씩 보인다며 신난 표정으로 나를 찾아왔다. 사찰음식을 먹으니 속도 편하고 마음도 편해졌다며 외국 출장 때에도 채식 요리를 찾아서 먹었노라고 아이처럼 천진난만하게 웃어보였다. 용광로 같던 그의 붉은 낯빛은 어느새 복사꽃처럼 말간 빛으로 바뀌어 있었다.

탐심은 뭔가 이루어지지 않을 것 같으면 두려움을 낳고 더 불안해지면 분노를 낳는다. 두려움과 분노로 먹을 것을 찾기도 하고 또 함부로 먹어서 살이 찌거나 질병에 걸리기도 한다. 그리고 이런 질병으로 또다시 두려워하고 분노하는 악순환을 겪게 된다. 이 세상의 풍요로움은 모두 우리의 것이다. 내가 필요한 만큼만 가져다 쓰면 된다. 욕심을 내지 않아도 태양과 달이 우리를 비춰주듯이 필요한 것은 모두 내 안에 있다. 이 사실을 믿는 '긍정의 힘' 속에 모든 것이 존재한다. 그러므로 욕심을 채울 수 없다고 두려워하고, 불안해하고, 또 화를 낼 이유가 전혀 없는 것이다. 내가 풍요롭고 온화한 지리산에 들어와 초심자의 마음으로 기도를 했듯이 새로이 마음을 다지고 다시 밥을 먹으면 된다. 그저 지켜보고, 연민하고, 이해하면 두려움의 껍질은 벗겨지고 우주의 진리, 생명의 실상이 밥상 위로 또 마음속으로 들어오게 마련이다. 끊임없이 사고의 영역은 넓어지고, 진리에 대한 확신이 서게 되며, 화합의 삶이 자비의 원천, 깨달음이라는 것을 알게 된다. 두려움, 분노, 악의는 사라지고 깨달음인 보리심만이 나를 감싸고 있음을 확연히 깨닫게 되는 것이다. 새로운 마음으로 밥숟가락을 뜨는 그 하나로부터.

치(痴) 탐심과 진심의 밭, 그 어리석은 뗏

탐심과 진심은 어리석음을 토대로 자란다. 진짜가 아닌 가짜를 참된 것으로 아는 탓에 탐욕이 생기고 분노가 생기게 된다. 모든 부정적인 마음은 가짜인 마음과 가짜인 나를 진짜로 착각하는 무지에서 생기는 것이다.

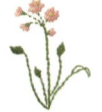

대안스님의
마음설레는
레 시 피

어느 날 금수암에 한 보살님이 찾아왔다. 미성년자인 딸아이가 임신을 하게 되어 절에 맡기고 싶다는 것이었다. 얼굴이 속처럼 까맣게 타버린 보살님은 딸에게 낙태를 권했으나 키울 능력도 없으면서 낳겠다고 고집을 피운다며 제발 딸아이 좀 설득해달라고 울먹였다. 나는 호흡을 가다듬고 그 아이를 지켜봤다. 며칠 동안을 지켜보면서 제 업의 파장을 스스로 이겨내지 못하고 여기까지 와버린 소녀의 현실이 안타깝게 느껴졌다. 사람은 누구나 동전의 양면과 같은 모습을 지니고 있다. 그중 소녀는 부정적인 면이 두드러진 삶의 영역에서 살고 있는 듯했다. 소녀에게는 교묘하게 남을 속이는 것과 간사하게 상황을 넘기는 습성, 몸을 살피지 않는 것이 자신에게 정직한 삶이라는 잘못된 인식이 깊게 자리하고 있었다. 그저 단순하게 남자친구가 좋으니까 같이 있으면 인생이 '해피'하다는 것이었다. 감각 속의 자신에만 귀 기울이다 보니 이제 겨우 열여섯 살밖에 되지 않았는데도 모든 관심은 음란물과 사치스러운 치장, 맛있는 것 등에만 쏠려 있었다. 소녀를 이끈 것은 오로지 세상의 온갖 울긋불긋한 욕망뿐이었다. 제어되지 못한 욕망들, 그중에서도 이성에 대한 강렬한 욕망은 다른 어떤 것보다 크게 삶에 작용했고, 욕망에 사로잡혀 도덕심이 결여된 마음은 옳고 그름을 판단할 수 없어 이기심으로밖에 표현될 수 없었으리라. 소녀를 삼켜버린 삶의 패턴은 무지의 업으로 지금 이 상황까지 오게 만든 것이다. 부처님께서 말씀하신 8천 번의 생에서 이 아이가 짝짓기를 하지 않은 생은 몇 번이나 될까? 무시겁래로 이성을 찾아 반복된 행동을 해온 소녀의 삶은 마치 배가 고프면 밥을 먹듯이 자연스럽게 소녀의 뒤를 따르게 되었는지도 모른다.

빙산 밑의 무서운 잠재의식은 종종 사람을 강력한 동물적 욕구에서 벗어나지 못하도록 굴복시키고 만다. 지금은 결혼 적령기를 미성년자에서 벗어나 사회 적응기를 지난 때라고 인식하고 있지만 조선시대만 해도 열댓 살 이전에 혼례를 치렀으니 어찌 보면 이 소녀는 지금의 사회 구조와는 다른 의식을 따른 것뿐이라고 할 수도 있겠다. 어쩌면 이 소녀는 대학을 졸업하고 사회생활을 하면서 많은 사람들을 두루 접한 후 배우자를 선택하여 결혼하는 것이 옳다는 이 사회의 일반적 통념을 도저히 받아들일 수 없었는지도 모른다. 비록 사회적 책임감이 두려워 도망쳐버린 남자친구라 할지라도 그의 분신인 아이를 낳고 싶고, 또 뱃속의 아이에 대한 미안함으로 혹은 모정으로 아이를 낳겠다는 마음은 당연한 것일 수도 있다. 그리고 소녀의 어머니가 그것을 불행한 일이라고 여기며 슬퍼하는 것도 지극히 당연한 일이다.

항상 어리석은 원인은 그에 상응하는 결실을 가져다주며 어리석은 선택은 그만큼의 대가를 안겨준다. 이런 현실을 빨리 깨닫고 지혜를 쌓으면 힘들고 절망적인 일을 선택하지 않아도 된다. 아무리 무시 이래로 잠복한 성욕의 굴레라 할지라도 벗어날 수 있다는 것이다. 어리석음은 때로 식욕으로, 또 재물에 대한 욕심이나 성취에 대한 욕심으로 탈바꿈하여 우리의 눈과 귀를 막고 바르지 못한 길로 들어서게

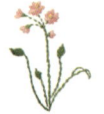

대안스님의
마음설레는
레 시 피

한다. 고통의 원인을 제거할 수 있는 지혜를 가진다면 미래에 닥쳐올 고통도 막을 수 있을지 모른다. 하지만 우리는 대부분 익숙해진 패턴으로 가시밭길을 선택하고 이 소녀처럼 울게 되는 것이다.

비단 청소년의 성의식뿐만 아니라 세상에는 온갖 어리석음의 결과들이 쏟아져 나오고 있다. 그리고 이러한 사회적 어리석음은 우리를 힘들게 한다. 며칠 전 인천 지하철 공사장 지반 침하 사고가 생겨서 도로가 20m나 내려앉은 모습을 보았다. 이로 인해 지하철 공사장 인부들과 인근 주민들이 총체적 안전 문제를 제기하고 있다. 경찰과 시 관계자, 전문가 등은 침하 원인을 밝히려 한다지만 서로 책임을 회피하는 데만 급급한 것처럼 보인다. 사고의 원인을 알아내고 불안한 안전 문제를 통찰해서 새롭게 구축하는 논의는 숨바꼭질 중인 것이다. 통찰과 지혜의 눈이 없으면 바로 눈앞의 것만 볼 수밖에 없다. 그 밖의 것은 어두운 무지의 베일에 싸여 보려고 해도 볼 수가 없다. 한쪽의 흙을 퍼날러 도시를 새로 짓고 바다를 메워 육지를 만들면서 어찌 다른 한쪽에서 지진이 일어나지 않기를 바랄 수가 있는가?

우리의 식탁도 예외는 아니다. 식탁에도 색깔과 크기가 확 바뀌고 이리저리 섞어놓아 무슨 재료인지 모르는 것, 빠르게 조리하고 간편하게 저장하는 인스턴트식품들이 많이 올라온다. 그중 가장 어리석은 재료는 유전자 변형으로 재창조된 식재료다. 그렇게 인위적으로 필요한 것만 결합시키면 결국 유전자 변형 농산물인 GMO (Genetically Modified Organism)가 나오게 되는 것이다. 이런 GMO식품은 식량 공급의 안정과 물가 안정을 위한 대책이라고 하지만 결국 이것은 부메랑처럼 돌아와 생태계 파괴의 주범이 될 것이다. 유전자 변형의 가장 큰 피해 식품이 바로 콩이다. 재래종 콩은 '북탈이콩'이라 하는데 작고 탱글탱글하며 윤기가 흐른다. 이것으로 된장을 만들면 맛뿐만 아니라 영양도 만점이다. 이 콩은 고조선 이후 발해, 고려가 형성될 때부터 재배되었는데 불교가 들어오면서부터 콩의 음식문화도 서서히 자리잡기 시작했다. 콩은 이렇게 오랜 세월 우리와 함께해온 한국인하고는 떼려야 뗄 수가 없는 식재료다. 삼국사기에도 왕비 간택을 위해 입궐할 때 폐백 품목으로 메주가 들어갔다고 적혀 있고, 고구려인들이 발효식품을 잘 만든다고 하여 우리의 된장 냄새를 고려취(高麗臭)라고 불렀다고도 전해진다.

이러한 콩의 유전자가 조작되고 또 유전자가 변형된 콩으로 만들어진 두유나 콩나물, 두부 등이 판매되고 있다는 것은 참으로 안타까운 일이 아닐 수 없다. 된장, 간장은 한국인의 기본 재료다. 물론 콩이 없으면 만들 수 없는 것들이다. 된장이나 간장 같은 기본 재료들을 유전자가 조작된 콩으로 만든다니 생각만 해도 끔찍하다. 사료 문제와 우유를 마시는 문화에 대해 의문을 갖는 사람들이 우유 대체용으로 먹는 두유 또한 전혀 안전할 수는 없다. 그 많은 식량을 가축에게 줘버리고 우리는 유전자 변형 식품을 먹는다는 게 얼마나 어리석은 일인가? 또한 유전자 변형이나 농약으로 범벅된 혹은 가축들의 부산물 등으로 만든 사료를 가축에게 먹이는 우매함은 우리에게 치

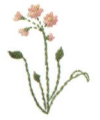

대안스님의
마음설레는
레 시 피

명적인 결과를 안겨줄 수밖에 없다.

그뿐만이 아니다. 우리 식탁에는 너무나 많은 위험이 도사리고 있다. 좋은 환경에서 자란 식물이 식재료가 되어야 우리도 건강한 에너지를 전달받는 것은 당연지사. 오염된 환경에서 자란 식재료는 우리를 질병으로 서서히 잠식시킨다. 그리고 이러한 에너지는 다시 배설되어 자연으로 돌아간다. 벌레 먹은 식재료 대신 크고 빛깔 좋은 식재료를 사고자 하는 어리석음과 식재료를 대량으로 생산해 돈을 벌려는 어리석음의 합작은 우리의 목을 조이는 자살 행위나 다름없다. 식탁 위의 어리석음은 또 있다. 바로 식품첨가물이다. 보존제, 살균제, 산화방지제, 착색제, 발색제, 표백제, 조미료, 산미료, 감미료, 착향료, 영양 강화제, 밀가루 개량제, 유화제, 호료, 결착제, 피막제, 팽창제, 소포제, 추출제, 유동파라핀 등 너무나 많다. 첨가물이 없는 제품은 거의 찾아보기 어렵다. 이런 첨가물이 몸속에 축적된다고 해도 아무 문제 없다고 말할 수 있는 이가 과연 있을까?

어리석음은 탐욕과 갈망과 걱정과 두려움과 분노를 낳는 밭이 된다. 한순간의 어리석음이 나를, 우리 가족을, 우리 이웃을, 지구의 평화를 깨는 선두에 서게 만든다. 태어난 지 두 시간 만에 죽어야 하는 송아지 가죽으로 만든 구두를 자랑스레 신고, 이빨이 무자비하게 뽑힌 가오리로 만든 지갑이 돈을 몰아주는 행운의 지갑이라 여기고, 좁디좁은 우리에서 항생제를 맞고 자란 돼지를 육즙이 좋고 마블링이 좋다며 먹어대는 어리석음들. 이들은 모두 우리의 생명을 시들게 하는 어리석음의 산물이다. 그러나 이런 어리석음, 탐욕, 두려움은 밝은 지혜에 봄눈 녹듯 녹게 된다.

　신체 중에서도 발은 홀대받는 부위 중 하나다. 그러나 발이 얼마나 중요한지는 굳이 말하지 않아도 모두 알고 있을 것이다. 하물며 모든 생물이 의지하고 살고 있는 땅의 소중함을 말하여 무엇하겠는가? 근본이 되는 원리들을 표현할 때 주로 '밭'이라는 단어를 많이 쓰는데 이는 밭이 모든 것의 근원이 되기 때문이다. 그러나 우리의 농토는 농약, 화학비료, 항생제 등으로 오염되고 있고, 보다 많은 그리고 겉이 번지르르한 작물을 수확하기 위해 몸살을 앓고 있다. 이렇게 병든 밭에서 거둔 농작물을 먹은 우리가 과연 건강할 수 있을까?

　바야흐로 모든 생명이 태동하는 봄이다. 봄이 되면 밭을 갈고 씨를 뿌려야 한다. 밭을 갈기 전에는 비닐을 싹 걷어내야 하는데 비료나 농약을 쓰지 않더라도 비닐 관리를 제대로 하지 않으면 환경호르몬을 발생시킬 수 있다. 작년 봄에 고추 모종을 하면서 할머니들이 버려둔 비닐은 치우고 치워도 계속 눈에 띈다. 심지어 나뭇가지 위에도 올라가 있다. 비닐에 열을 가하면 환경호르몬이 발생하고 그것을 흡입하게 되면 내분비장애 물질이 발생한다. 내분비장애는 우리의 임파선을 오염시킨다. 유방암과 전립선암이 증가하는 현대사회의 질병 그래프가 이러한 현실을 대변해주고 있다. 비닐 역시 계절에 관계없이 작물을 많이 수확하기 위해 쓰이는데 가급적 쓰지 않는 것이 좋겠지만 혹시 사용하더라도 관리에 철저를 기하여야 할 것이다.

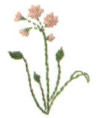

대안스님의
마음설레는
레 시 피

금수암 앞의 텃밭은 유기화시킨 지 20년이 다 되어가는 정말 건강한 토양이다. 토양을 건강하게 해주려면 농약을 치는 대신 잡초를 뽑아주고 좋은 유기 거름을 써야 한다. 욕심 부리지 말고 땅을 사랑해야 땅이 산성화되는 것을 막을 수 있다. 산성화된다는 것은 땅이 늙고 병들어간다는 것이다. 그러면 땅은 자꾸 기력을 잃고 면역성이 약해져 작물도 건강하게 자라나지 못한다. 그러니까 또 약을 치게 되고 그렇게 악순환이 반복되는 것이다. 캐나다는 정부에서 농약을 관리하는데 지구상에서 땅이 유일하게 유기화되어 있는 곳이 바로 캐나다다. 우리도 농약 관리를 철저히 해야 한다. 암을 예방한다고 암 치료약을 쓰고, 옆집 사람이 쓰니 나도 쓰고, 작년에 썼으니 또 쓰고…. 이런 식으로 농약과 비료를 써대면 병이 안 생기는 것이 오히려 이상할 정도다.

금수암 주변의 노인들은 모두 암으로 세상을 떠났다. 평생 농약통을 짊어지고 산 탓이다. 그리고 제초제와 살충제를 번갈아가며 수시로 살포한다. 옆집 할아버지는 지나다니는 길에 풀이 자라면 불편하다며 금수암 뒷길에 수시로 제초제를 뿌려 나와 자주 실랑이를 벌이곤 했다. 나는 비가 내리면 금수암 마당에 농약이 흥건하게 고이니 농약을 뿌리지 말아주셨으면 좋겠다고 최대한 부드러운 목소리로 애교까지 섞어가며 사정을 해야만 했다.

우리는 빠르게 병들어가는 밭을 지키기 위해 무엇이든 해야 한다. 건강한 땅을 만들기 위해 우리 스스로 할 수 있는 일들을 쉼 없이 실천해나가야 하는 것이다. 보다 많은 수확을 위해 농약을 치기 전에 우리가 먼저 건강한 마음밭을 가꾸어야 한다. 그리고 욕심을 내려놓는 연습과 마음밭을 바라보는 훈련을 멈추지 않아야 한다. 밭이 싫어하는 일은 하지 않는 '마음씨'를 뿌리면서.

   탐심과 진심이 사라진 듯해도 치심이 있는 한 그것은 언제나 발아되지 않은 씨앗이다. 조금이라도 어리석은 치심이 발동되면 이들은 쑥쑥 자라나게 된다. 욕망을 향한 마음이 멈추고, 두려움과 분노의 마음이 멈추더라도 마지막 남은 무지의 어리석음 때문에 지혜의 밝음을 보지 못하는 때가 있다. 무지는 바른 마음을 가리고 삶을 우매한 길로 이끄는 마음의 독이다. 그러나 무지의 반대편에 서 있는 지혜와 가까이 하면 어두운 무지는 사라지고 밝은 지혜의 삶을 선택하게 되며, 몸과 마음이 치유된 상태 즉 건강하고 자유로운 삶을 만나게 된다.

   따사로운 볕이 가득한 금수암으로 스물다섯 꽃다운 나이에 아토피를 앓고 있는 규중처자가 찾아왔다. 얼굴도 예쁘고, 외국어에도 능통한 재기 넘치는 아가씨가 아토피로 인한 대인기피증에 시달리며 고통 받고 있었다. 그녀가 지나간 자리에는 언제나 피부막이 하얗게 떨어져 있어서 빗자루를 들고 다니며 쓸어내야만 했다. 마치 자이나교 수행자처럼 걸을 때마다 비질을 하는 모습은 마냥 웃을 수만은 없는 안타깝기 그지없는 모습이었다. 그랬던 그녀가 단식을 시작한 후 조금씩 호전된 모습을 보이기 시작했다. 그런데 과일을 먹어도 괜찮

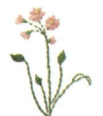

대안스님의
마음설레는
레 시 피

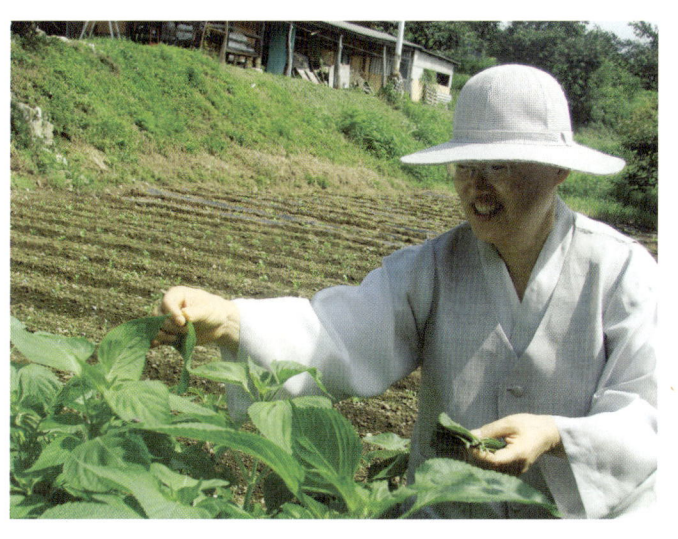

은 정리단식 단계에서 내가 잠시 자리를 비운 사이 혼자 수박을 반 통이나 먹어치우고 말았다. 이유인 즉 내가 양을 정해주지 않았다는 것이다. 그뿐 아니다. 차는 조금 마셔도 괜찮다는 말에 독한 쌍화차를 마셔버린 적도 있었다. 마시는 효소나 발효차보다 영양가가 높을 것 같아 마셨다는 것이었다. 강한 의지로 곡기까지 끊으며 병을 치료하고자 했던 마음은 발아되지 않은 어리석은 씨앗으로 그녀의 마음에 잠시 잠들어 있었던 것이다. 그 어리석음이 '수박은 물이나 마찬가지야. 과일이니까 실컷 먹어도 돼. 밀가루도 아니고 탄수화물도 아닌데 뭘. 문제될 것 없어. 실컷 먹자', '나는 그동안 너무 굶었어. 살도 많이 빠졌잖아. 차는 괜찮다고 했으니 율무차보다 약제가 많이 첨가된 쌍화차를 마시면 몸에도 좋을 거야. 기분 좋게 마시자'라고 속삭이며 그녀를 부추겼을 게다. 그리고 어린아이처럼 여린 회복력을 가진 그녀의 몸은 배탈로 시달려야만 했다.

이런 어리석음은 점점 더 큰 어리석음으로 진행된다는 것이 가장 큰 문제이다. 단식 후 함부로 보양식을 먹는다든지 회복식이라 하여 고기를 먹게 되면 큰 낭패를 당하는 경우가 종종 발생한다. 이러한 착각은 흔들리는 물결에 달이 비치면 마치 달이 흔들리는 것처럼 보이고 물 자체에 빛이 있는 것처럼 보이는 것과 같다. 하늘의 보름달이 자꾸만 나를 쫓아오는 것처럼 느껴지듯 어리석은 마음은 우리를 자꾸 혼돈 속으로 빠지게 한다.

그런 일이 있은 후 그녀는 두 번 다시 그런 어리석은 행동을 하지

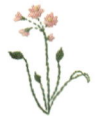

대안스님의
마음설레는
레 시 피

않았다. 두 번의 사건을 겪으면서 그녀는 음식을 먹을 때마다 빗자루로 자신의 각질을 쓸어내는 마음으로 스스로를 바라보게 되었던 것이다. 느리게 행동하며, 마음을 바라보았다. 나에게 진짜 필요한 것인지, 내 마음이 필요로 하는 것인지를 알아내려면 느리게 바라보는 것이 첫 번째 훈련이다. 나를 사랑한다고 하는 것이 진짜 나를 사랑하는 행위인지, 마음이 편하자고 유혹하는 것인지, 불안한 마음을 무마하려고 하는 것인지, 욕심 때문에 자꾸 채워나가려는 것인지…. 그저 바라보기만 했는데도 그녀는 하나하나 깨달아가기 시작했다. 무지의 어둠을 알게 되니 더 이상 실수하지 않았다. 혹 무지의 행동을 했다 하더라도 그녀는 이내 그 사실을 알아차릴 수 있게 되었다. 그저 바라보고, 또 바라보는 동안 알게 되는 지혜를 발견한 것이다. 그 이후 그녀는 밝은 빛 속을 기분 좋게 걸어 다닐 수 있게 되었다. 더 이상 빗자루도 필요 없어졌다. 그저 해맑은 미소 하나면 충분해졌다.

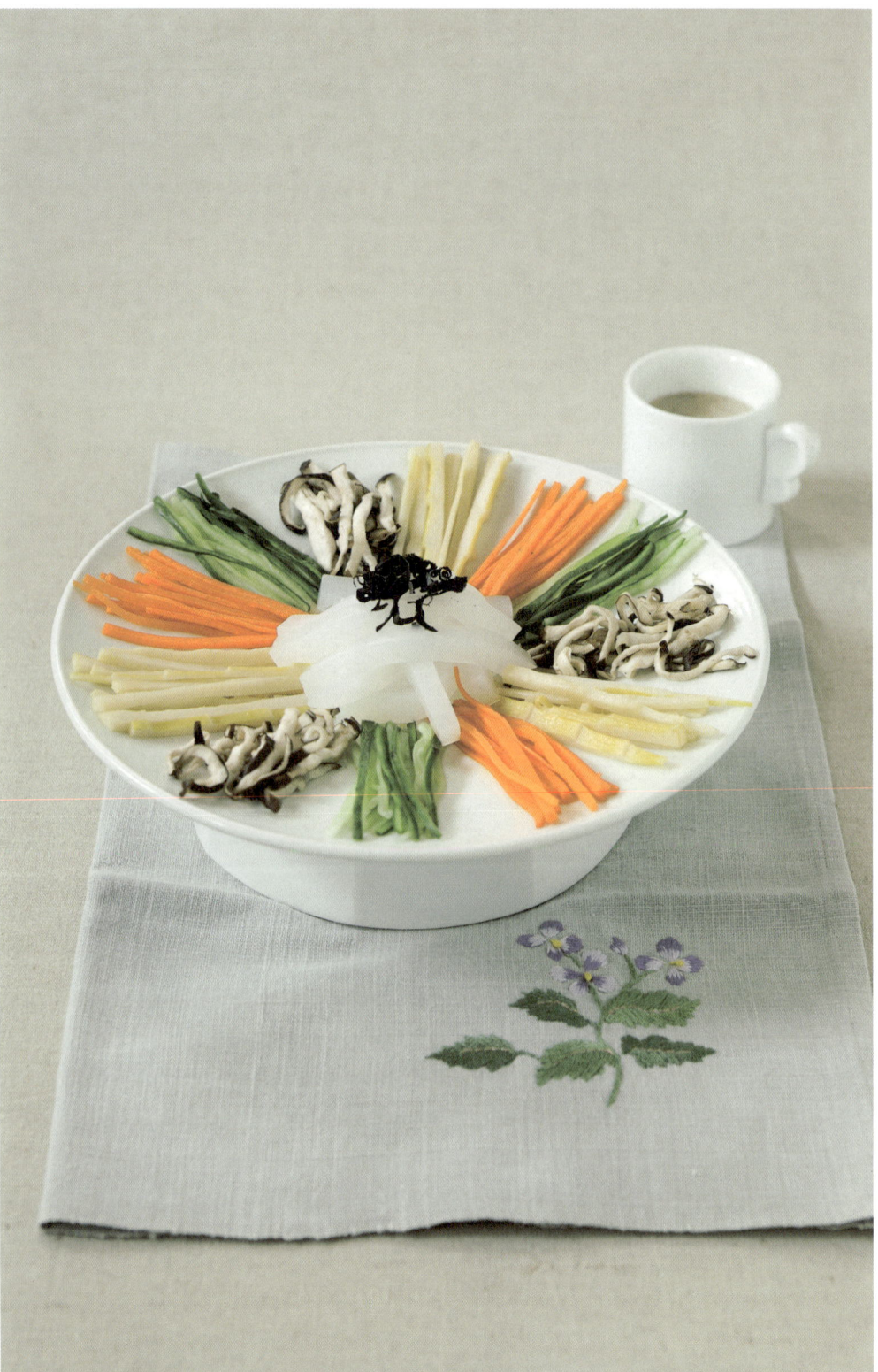

죽순탕평채

새벽이슬을 머금고 서늘한 기운을 품어내는 죽순. 죽순이 자라는 모습을 보면 언제나 한결같다. 자신의 것을 다 내어주고도 땅과 바람의 기운을 빌어 이슬을 만들어낸다. 이미 많이 가졌음에도 더 많은 것을 갖고 싶어 하는 인간의 마음과는 사뭇 대조적이다. 죽순을 보고 있노라면 잠시 욕망의 그늘에서 벗어나게 된다.

재료_ 죽순 500g, 청포묵 200g, 표고버섯 4개, 당근 1/2개, 오이 1/2개, 석이버섯 30g, 소금, 참기름, 집간장 적당량씩, 단촛물(2배 식초 2큰술, 설탕 2큰술, 소금 1/2큰술)

- 죽순 손질용 : 쌀뜨물(쌀뜨물이 없을 때에는 밀가루를 물에 풀어 사용한다), 된장 1/2큰술
- 잣소스 : 잣 3큰술, 겨자 1/2큰술, 식초 1/2큰술, 배즙 3큰술

만드는 법

1. 죽순은 세로로 잘라 껍질을 벗긴다. 냄비에 쌀뜨물을 붓고 죽순의 아린 맛이 빠지도록 된장을 푼 뒤 죽순을 넣고 센 불에서 20분 정도 삶아 찬물에 헹궈서 물기를 뺀다.
2. 물기를 뺀 죽순은 채 썰어 참기름 두른 팬에서 소금을 살짝 치고 볶는다.
3. 청포묵은 길이 7㎝, 두께 0.5㎝로 채 썰어 끓는 물에 살짝 데친 후 소금과 참기름을 넣고 무친다.
4. 표고버섯은 채 썬 후 집간장과 참기름으로 무친 후 살짝 볶는다.
5. 당근도 채 썰어 참기름 두른 팬에서 소금을 살짝 치고 볶는다.
6. 오이는 돌려깎기해서 채 썬 후 단촛물에 살짝 절인다.
7. 석이버섯은 티를 골라내고 곱게 채를 썰어 집간장과 참기름으로 밑간한 후 볶는다.
8. 잣, 겨자, 식초, 배즙을 넣고 잣소스를 만든다.
9. 그릇에 묶은 채료를 놓고 잣소스를 뿌려 담아 낸다.

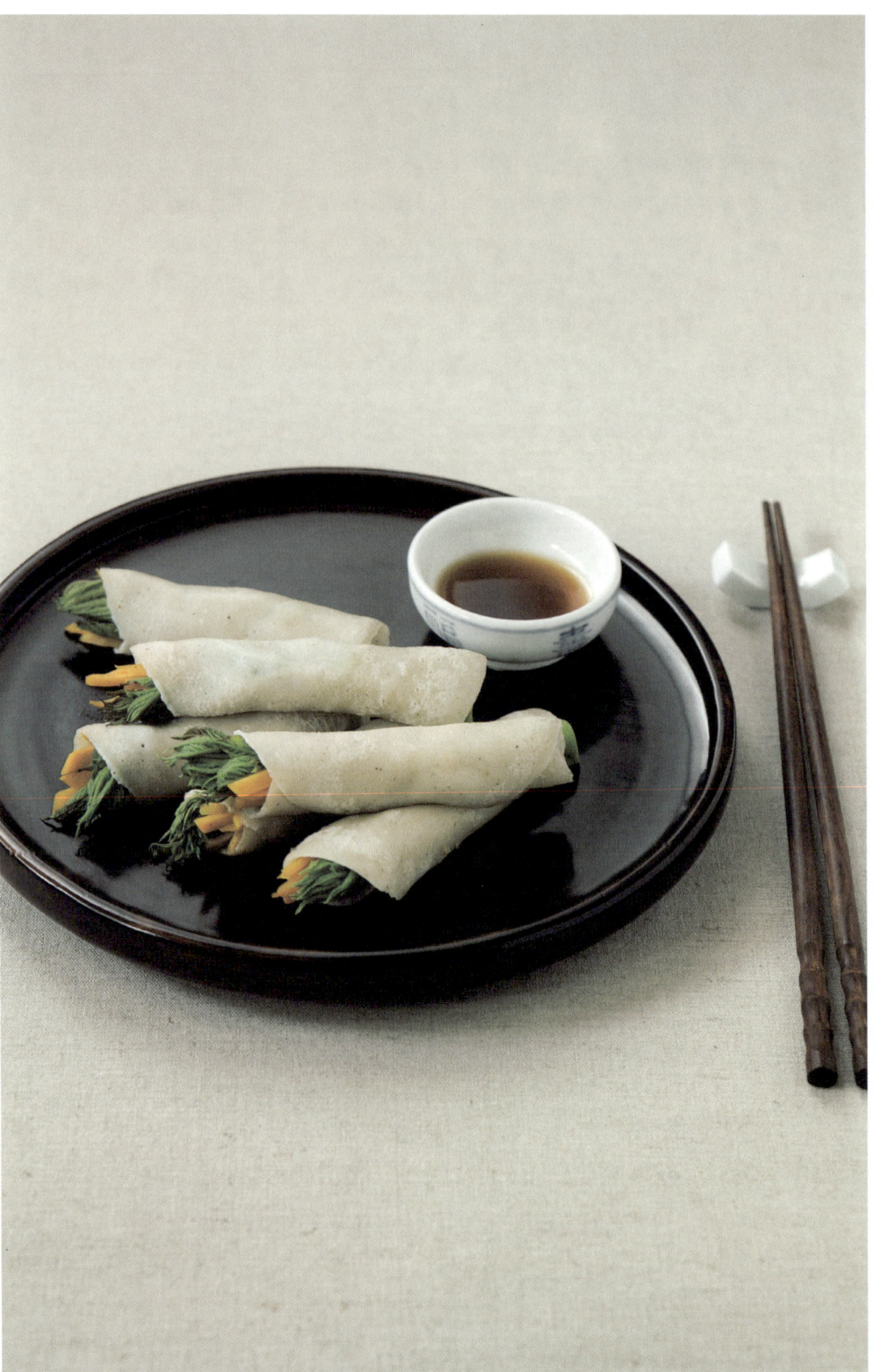

단호박두릅전병

화는 분노를 말한다. 자신의 뜻과 맞지 않을 때 조금씩 끓어오르는 몸속 열기는 하초가 아닌 상초에서 시작된다. 마치 용암의 마그마처럼 분노로 분출되기 전의 상태는 활화산과 다름없다. 마음속에 지옥을 키우고 있는 사람들에게 화를 내려놓을 수 있는 아름다운 음식을 선사하고 싶다. 마치 하늘만 바라보고 가시를 키우는 두릅처럼 되지 말자고. 두릅은 단백질이 많고 지방·당질·섬유질·인·칼슘·철분·비타민(B_1, B_2, C)과 사포닌 등이 들어 있어 혈당을 내리고 혈중지질을 낮추어주므로 당뇨병과 신장병, 위장병 등에 좋다. 단호박두릅전병은 봄나물 중 으뜸인 두릅을 이용한 전병 요리로 동그랗게 부친 밀전병에 두릅을 한 개씩 말아서 내는 음식이다.

재료_ 두릅 10대, 단호박 50g, 소금 약간, 깨 1작은술, 참기름 1작은술, 밀가루 1컵, 들깨가루 2큰술, 전분 1큰술, 집간장 1큰술, 부침유(들기름, 식용유 각각 2큰술씩)

만드는 법
1. 두릅은 끓는 물에 소금을 약간 넣고 데쳐내어 찬물에 헹군 후 꼭 짜서 집간장과 깨, 참기름을 넣고 조물조물 무친다.
2. 단호박은 껍질과 씨를 제거하고 껍질 쪽에서 필러로 얇게 저민 후 곱게 채 썬다.
3. 전병을 구우려면 들깨가루와 밀가루를 체에 내린 후 물을 넣고, 집간장으로 간을 맞춘 풀국을 먼저 만들어야 한다. 이때 풀국은 묽어야 전병을 부치기가 쉽다. 풀국 재료는 기호에 따라 여러 가지로 할 수 있다. 백련초가루와 녹차가루, 치자물로 고운 색을 내면 더욱 멋스러워진다.
4. 부침유를 프라이팬에 아주 조금 두른 후 숟가락으로 풀국을 떠서 프라이팬에 또르르 떨어뜨린다. 그리고 바로 숟가락 등으로 원을 그리듯 3~4번 돌리면 동그란 전병이 부쳐진다.
5. 전병에 두릅과 단호박을 넣고 돌돌 말아서 접시에 담는다. 각 재료에 미리 간을 맞추었기 때문에 따로 양념장을 곁들일 필요는 없다.

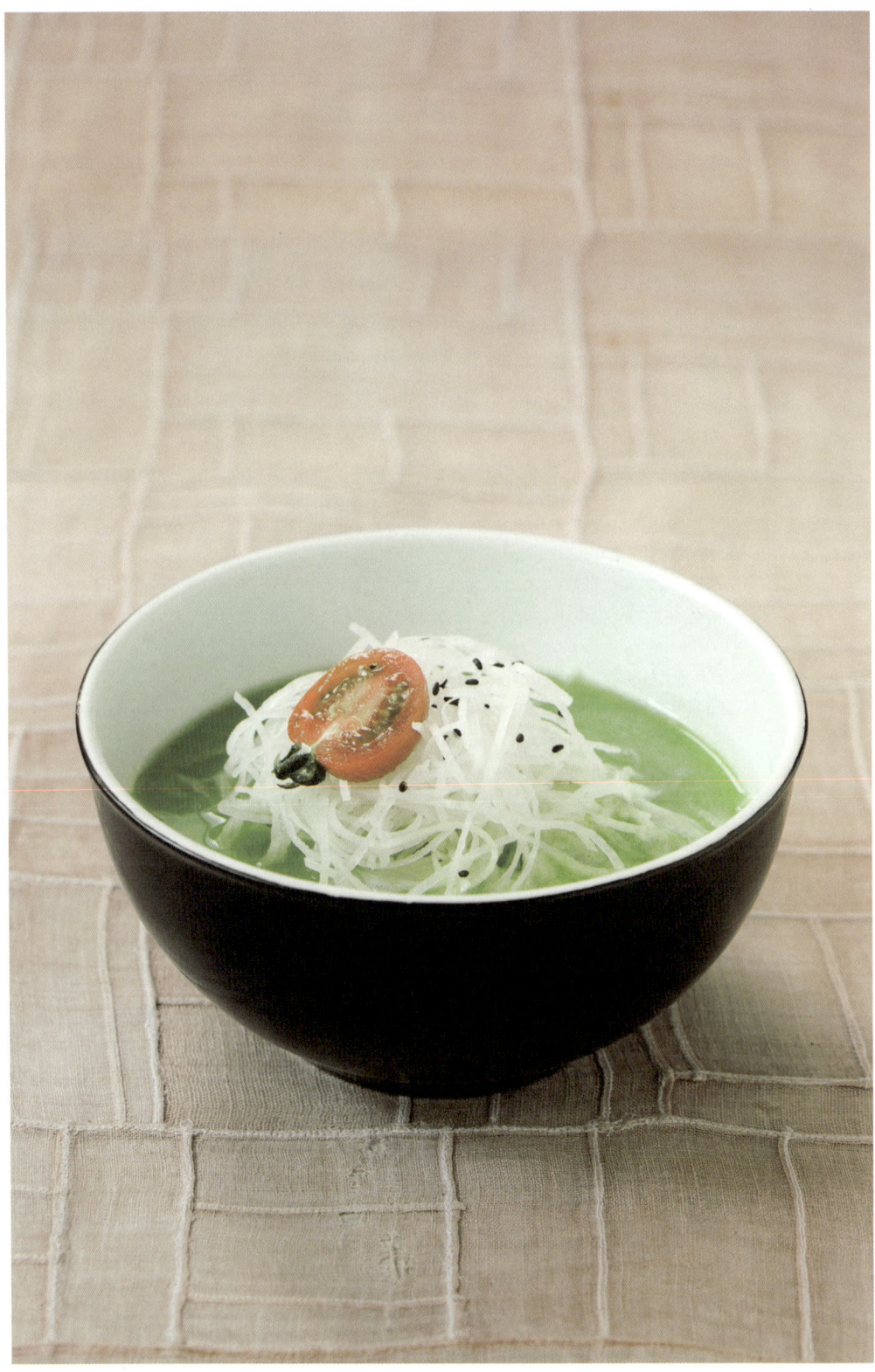

감자국수

탐진치의 삼독 중 가장 오래도록 남아 있는 어리석음은 지혜가 나타나면 금세 사라진다. 마음밭에 선악이 함께 자라고 있음이다. 같은 감자라도 생감자를 채 썰어 찬물에 오래도록 담가 전분을 빼내면 전혀 다른 맛을 느낄 수 있다.

재료_ 감자 1개, 완두콩 1컵, 물 1컵, 방울토마토 2개, 흑임자 약간, 소금 약간

만드는 법

1. 감자를 얇게 채 썰어 물에 여러 번 헹구어 씻은 다음 물에 다시 담가서 녹말을 뺀다. 이때 중간 중간에 물을 갈아주면 좋다.
2. 완두콩은 끓는 물에 삶아내는데 이때 끓는 물에 소금을 약간 넣어주면 초록빛이 선명해져서 고운 색을 낼 수 있다.
3. 완두콩이 익으면 찬 물에 헹군 후 생수 1컵을 넣고 믹서에 갈아준다.
4. 감자채를 건져내어 물기를 털어내고 국수처럼 돌돌 말아 그릇에 담은 후 갈아두었던 완두콩 물을 부어준다. 마지막으로 방울토마토와 흑임자를 고명으로 올린다.

대안스님의

마음설레는

레 시 피

2장

지혜로운 밥상

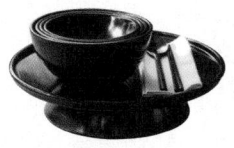

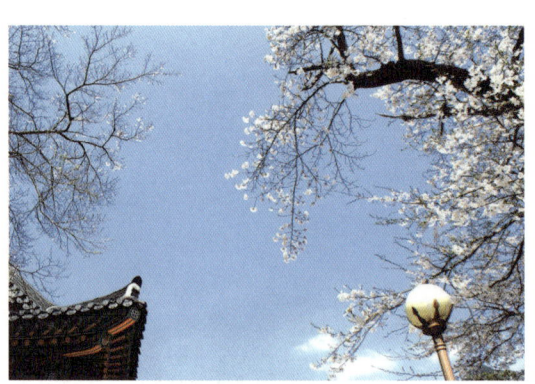

일본의 도겐(道元)선사는 대중스님들의 음식 조리를 담당하는 전좌들의 자세 등을 《전좌교훈(典座敎訓)》에 자세히 써놓았다. 이 책에는 음식에 대한 것뿐만 아니라 일상의 모든 생활이 수행이라는 선의 정신도 담겨 있는데, 음식을 만드는 것도 중요한 수행 중 하나이므로 어떤 재료라도 마음을 담아 조리하고, 소재가 가지는 그대로의 맛을 살리는 것이 중요하다고 적고 있다. 또한 음식을 만드는 사람이 어떤 마음으로 요리해야 되는지에 대하여 세 가지 마음(三心)과 세 가지 덕(三德)을 예로 들어 알기 쉽게 설명하고 있다.

도겐선사가 말하는 세 가지 마음 중 첫째는 희심(喜心)이다. 이것은 음식을 만드는 기쁨, 대접하는 것에 대한 기쁨, 수행의 기쁨을 담아 진심으로 기뻐하면서 음식을 만들라는 뜻이다. 둘째는 노심(老心)인데 노심은 아주 작은 것이라 할지라도 주의를 기울여서 진심으로 만들라는 의미를 담고 있다. 즉 자신을 위한 요리가 아니라 음식을 먹는 사람에 대한 배려로 최선을 다하고, 부모가 자식을 사랑하는 마음을 담아 요리하듯 어버이의 마음으로 요리하라는 것이다. 셋째는 대심(大心)이다. 산과 바다와 같이 사사로움에 치우치지 않고, 집착을 버리고, 세상의 원리에 충실한 마음가짐, 그 크고 깊은 마음가짐으로 치우침이 없이 냉정하게 조리하라는 뜻이다.

음식을 만드는 데에는 마음가짐뿐 아니라 덕도 있어야 한다. 청결하고(청정), 부드럽고(유연), 법다운(여법) 것이 세 가지 덕이다. 온 정성을 다해 음식을 만드는 모든 과정이 바로 아름다운 밥상을 차리는 수행이다. 이런 삼심과 삼덕은 정심을 갖고자 하는 자세만 갖추면 되지만 게으름과 편견, 이기심 등의 우매함 속에서 이런 기본적 소양을 강조하지 않을 수 없는 현실이 안타깝기만 하다. 그러나 이런 마음을 하나씩 알고 극복해나가면 우리의 밥상이 지혜로워지지 않을까 하는 희망을 품어보는 것이다.

이러한 삼심과 삼덕으로 온갖 궂은일을 도맡아 하며 보살행을 행하는 공양주가 있는데, 공양주가 음식을 만드는 모습을 보면 음식에 얼마나 많은 정성이 들어가는지를 새삼 느끼게 된다. 부처님 오신 날 잠시 들러 비빔밥을 먹는 우연만 있더라도 공양주의 인품이 얼마나 중요한지 알아챌 수 있을 것이다. 부처님께 공양을 올릴 때에는

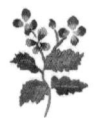

대안스님의
마음설레는
레 시 피

온전한 쌀만 정성껏 골라야 하고, 마스크를 쓴 채 밥을 담아야 하고, 김치를 썰 때에도 법답게 정갈하게 썰어야 한다. 수행하는 스님들을 부처님처럼 섬기면서 정진에 도움이 되는 요리를 만들어 수행을 돕기도 하고, 절에 오는 수많은 신도님들도 부처님처럼 섬기며 음식을 대접한다. 집이나 음식점에서 요리를 할 때에도 이처럼 부모가 된 마음으로, 기쁨의 마음으로, 도를 아는 넓은 마음으로 음식을 만들고 청정과 유연과 여법함이 배이도록 마음을 쓰면 미소 가득한 밥상을 차릴 수 있을 것이다.

삼덕(三德)을 갖춘 음식

청정(清淨)

아무것도 묻지 않은 순수, 그 무엇도 가미되지 않은 맑음, 정결, 정갈, 정화…. 이것은 가장 최고의 맛, 최상의 맛, 기품 있는 맛이 배인 음식의 덕(德)이다. 이렇듯 청정이란 그 무엇으로도 오염되지 않은 순수함이 빚어내는 덕이다. 그래서 나는 아무리 힘들어도 일주일에 한 번은 산청 금수암으로 가서 정진을 하고, 서울에 있는 사찰음식연구소에서도 수행을 놓지 않으려고 노력한다.

음식을 만드는 일은 정성이 기본이고, 또 그것만큼 중요한 것이 재료다. 음식은 청정한 땅에서 맑은 물과 햇빛, 바람을 품고 자란 재료로 만드는 것이 좋다. 재료를 구할 때에는 늘 감사하는 마음을 가져야 하며, 재료를 대할 때나 재료를 이용해 음식을 만들 때에도 항상 정갈해야 한다. 재료를 수확하거나 사는 과정 모두에 감사한 마음을 담는다면 청정한 마음이 깃든 음식이 만들어질 것이다.

음식을 만드는 과정도 중요하다. 정갈하게 재료를 손질하고 음식을 담을 그릇도 깨끗하게 관리해야 한다. 청정함을 지키기 위해서는 재료 손질에서부터 조리 과정까지 차분한 마음으로 정성껏 행해야 하는 것이다. 예를 들어 식재료 중에서 연한 나물 같은 것은 깨끗이 씻되 살짝 데치고 또 살짝 헹궈야 한다. 씻지 않고 삶아서 깨끗해질 때까지 헹구면 나물 고유의 맛과 향이 사라지기 때문이다. 향과 맛이 사라지면 설탕, 소금, 참기름 등의 각종 양념과 조미료를 넣어 억지로 맛을 내려는 악순환이 일어나게 된다. 제 본성을 잃은 재료로 만든 음식은 비록 입맛에 맞을지는 몰라도 건강에 도움이 될 수는 없다.

지난봄 두릅이 한창일 때 두릅 몇 개를 따고, 머위와 냉이, 광대나물을 채집하여 서울에서 내려온 보살에게 주었다. 그런데 그 보살은 완성된 요리는 좋아하지만 다듬고, 씻고, 조리하는 과정은 너무 귀찮다는 것이었다. 봄나물 앞에서 왠지 내 얼굴이 붉어졌다. 이로움을 주려 했다가 오히려 번거로움만 주게 된 격이 되어버린 것 같았다. 나는 괜스레 미안한 마음이 들어 얼른 재료들을 다듬고 음식을 만들었다. 만약 나물들을 억지로 가지고 갔다면 냉장고에 얼마쯤 넣

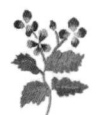

대안스님의
마음설레는
레 시 피

어두었다가 쓰레기통에 버리기 십상이었을 테고, 또 나물을 버리면서 보살은 죄책감을 느낄 수도 있었을 것이다. 그래서 나는 재료들에게 미안함을 전하고 무한한 감사의 마음을 담아 음식을 만들었다. 이렇듯 모든 음식은 재료에서, 또 조리하는 과정에서 재료는 물론 몸과 마음 모두 정결함을 잃지 않도록 해야 한다. 이것이 바로 청정함의 덕을 갖춘 음식이다.

유연(柔軟)

몸이 유연하면 어떤 자세에서도 불편하지 않다. 음식도 부드러우면 무엇이든 받아들일 수 있다. 유연한 음식을 먹으면 소화 흡수가 잘 되고 배설이 잘 되며 자연으로 순환된다. 더구나 이것은 다시 좋은 재료로 살아난다. 이렇게 끊임없는 생명력을 넣어주는 것이 유연이란 덕이다. 따라서 유연에서 벗어나면 제대로 된 음식이 나올 수가 없다.

냉이튀김을 할 때 냉이는 생김새에 맞춰 먹기 좋도록 손질해놓고 요리를 해야 하는데 귀찮은 마음에 그대로 한꺼번에 튀기면 크기도 다르고 튀김 상태도 달라 먹기가 불편해진다. 또한 녹두를 갈아 작은 빈대떡처럼 부쳐내는 빈자적은 물의 양을 조금이라도 되직하게 하면 딱딱해진다. 콩을 갈아 콩전을 할 때에도 너무 무르게 반죽을 하면 전분질이 없어져 되직하게 엉켜버리고 풀어지고 만다. 이처럼 배려가 없는 거친 음식은 유연의 덕과는 거리가 먼 음식이다. 잘 굳는 녹두의 성품을 이해하면 부드럽고 소화도 잘 되는 맛깔스러운 빈자적을 만들 수 있는 것처럼 모든 만물의 성품과 이치를 알아야 유연한 음식을 만들 수 있다.

음식의 특성을 이해하고 주의를 기울여 성심껏 요리하는 유연한 덕은 중요하다. 그래야 먹는 사람의 체질이나 성품, 건강 상태, 직업, 계절 등에 맞는 적절한 음식을 만들 수 있는 것이다. 이렇게 만들어진 음식은 옥침이라고 불리는 타액을 분비시키는데 꼭꼭 씹을 때 생기는 옥침은 소화 흡수에 도움을 준다. 자극적이지 않고 부드러워 먹는 이에게 편한 식감을 느끼게 해주고 소화 흡수를 도와주는 유연의 덕은 음식이 갖추어야 할 중요한 덕목이다.

여법(如法)

여법이란 '다움', 즉 법다움을 말한다. 여법은 사물이 가지고 있는 근성에 맞게 요리하는 덕으로 재료에 따라 밥다움, 국다움, 나물다움이고, 요리 방법에 따라 전다움, 찜다움, 구이다움, 튀김다움이라 할 수 있겠다. 즉 본래의 성품을 지닌 음식을 먹고 건강한 생활을 누릴 수 있게 해주는 덕목이 바로 여법인 것이다.

학창시절 재미있고 재치가 넘치는 친구가 한 명 있었는데 그 친구는 우리들을 모아놓고 종종 '별난 요리법 수다 강연'을 펼치곤 했다. 제 언니가 요리를 하면서 빚어낸 갖가지 에피소드들을 우스갯소리를 섞어가며 이야기해주곤 했던 것이다. 어느 날은 언니가 수제비

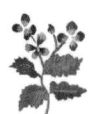

를 끓여주었는데 물과 밀가루를 젓가락으로 한참 휘젓더니 젓가락으로 반죽을 척척 떼어내더라는 것이다. 그렇게 제멋대로 생긴 수제비는 처음 봤다며 별난 수제비는 아무나 먹을 수 없는 것이라는 친구의 말에 우리 모두 깔깔대며 웃었던 기억이 난다. 도대체 반죽을 어떻게 했기에 젓가락으로 떼어낼 수 있었을까? 그리고 그 모양은 얼마나 우스꽝스러웠을까? 또 어느 날은 국수를 해준다며 육수가 끓을 때 국수를 과감히 투척하더라는 것이다. 그러니 국수가 찐득하니 밀가루 냄새가 나는 것도 같고, 또 몇 가닥의 국수는 서로 엉겨 떨어지지 않아 정말 먹는 게 무척이나 힘들었다고 하소연을 하는 바람에 한바탕 웃기도 했다. 음식을 만드는 조리도구도 가위와 수저만 있으면 된다고 했다. 칼이나 도마도 필요 없이 그저 손으로 혹은 가위로 싹각 자르면 그만이고 음식을 뒤집을 때에도 수저만 있으면 만사형통이라는 것이다. 음식을 할 때 모든 재료를 한꺼번에 넣는 일도 다반사라고 했다. 반찬이 담긴 밀폐용기를 통째로 꺼내 먹기 때문에 따로 상을 차릴 필요도 없고, 간혹 상을 닦아야 할 때가 있더라도 휴지로 한 번 쓱 닦으면 되니 따로 행주를 쓸 일도 없다고 했다.

음식을 만들 때에는 모든 과정이 법다워야 한다. 재료 자체도 여법해야 하며, 재료를 구하는 과정을 비롯하여 재료를 다듬고, 씻고, 썰어서 음식을 만드는 모든 과정 또한 여법해야 하는 것이다. 더러는 간편하게 요리해야 할 경우도 있으나 늘 그렇게 편한 대로만 하는 것은 문제라 할 수 있다. 친구의 언니는 음식을 만들 때 쉽고 편리하게

만 하려 했을 뿐 재료의 특성을 이해하거나 재료에 대한 고마움에는 전혀 마음을 쓰지 않았다. 자신을 위한 혹은 동생을 위한 요리가 아닌 그저 한 끼 때우는 형식의 정성 없는 요리를 해왔던 것이다.

얼마 전 요리 강습에서 만난 친구는 "스님, 이제 언니는 더 이상 특별식을 만들지 않아요. 한식, 양식 조리사 자격증을 따고는 완전히 달라졌어요. 온갖 조리도구와 신선한 재료로 정성껏 요리한다니까요"라며 여전히 호탕한 웃음을 웃어보였다. 나도 따라 호방하게 웃으며 다행이라 말해주었다. 이제는 여법한 음식의 세계를 알고 누구보다도 정성껏 재료에 따른 요리를 한다니 요리를 배우기 전의 생활은 무지의 세계요, 요리를 배우고 난 후에는 지혜의 세계에 입문한 것이다. 이렇듯 여법한 음식은 조화로움을 안다는 것이기에 요리를 넘어 삶 자체가 조화로워진 것이라 할 수 있다.

불, 물, 칼 여법하게 사용하기

채소는 뿌리부터 줄기, 잎, 열매, 꽃까지 약성이 없는 것이 없고, 곡류 자체도 쌀 한 가지뿐만 아니라 잡곡이든 콩류든 우리 몸에 들어와서 이롭게 쓰이지 않는 것이 없다. 결국 재료 자체가 약성을 지니고 있어 이들의 성품을 잘 알고 쓰면 이롭지만 그렇지 않다면 치명적인 해로움을 줄 수도 있다는 것이다. 음식 재료와 조리법이 상호 보완하는 조화롭고 여법한 음식을 만들기 위해서는 고려해야 할 점이 많다. 먼저 재료의 특성을 알아야 하고, 그에 맞는 조리법을 선택해

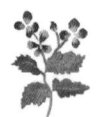

대안스님의
마음설레는
레 시 피

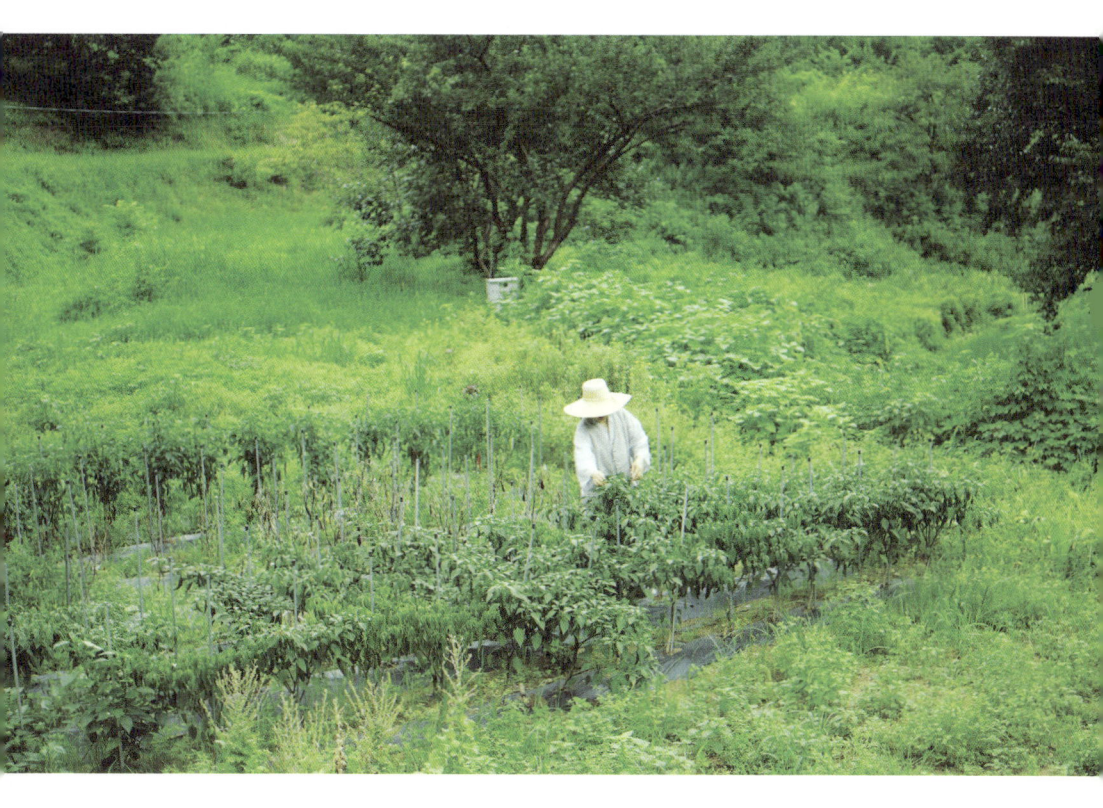

야 하며, 음식을 먹는 이의 심신 상태에 맞춰 요리해야 한다. 몸에 좋다는 음식을 제공한다 해도 신체가 흡수할 준비가 되어 있지 않다면 해를 입을 수도 있기 때문이다. 갓 태어난 아기에게 가장 좋은 음식은 어머니의 젖이다. 그리고 아기의 성장 시기에 맞춰 이유식을 먹인다. 마찬가지로 허약한 사람에게는 몸이 흡수할 수 있는 부드러운 음식부터 제공해야 한다. 그래야 탈이 나지 않고 조금씩 회복해나가 종내에는 건강을 찾을 수 있게 되는 것이다.

음식을 조리하는 과정에서도 주의해야 하는 요소가 있는데 바로 불과 물, 칼을 쓰는 방법이다. 음식은 일련의 조리 과정을 거쳐 만들어지는데 그 조리 과정에서 재료의 기운을 가장 크게 좌우하는 것이 바로 불이다. 불을 잘 조절하지 못하면 음식이 타거나 설익게 되어 재료의 좋은 기운들을 해치게 된다. 가령 시금치, 표고버섯, 당근, 콩나물 등을 넣은 산뜻한 비빔밥을 만든다고 가정해보자. 여기서 콩나물은 아삭한 식감을 위해 덮어내듯 데치는 것이 중요한데 절집에서는 생채소를 볶을 때 바로 기름에 볶지 않는다. 색감도 좋지 않고 섬유질이 질겨지기 때문이다. 먼저 팬에 참기름, 물, 소금을 넣은 후 세게 끓을 때 콩나물을 넣고 뚜껑을 덮어두었다가 익은 냄새가 나면 뚜껑을 열어야 한다. 그렇게 아삭하게 데친 콩나물과 나물들을 넣고 잘 비비면 식감 좋은 비빔밥이 완성된다.

물 조절도 아주 중요하다. 물은 비가 내려 땅에 스미고 다시 수증기로 올라가는 대류순환의 과정에서 우리가 가져다 쓰는 요소다. 따

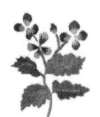

대안스님의
마음설레는
레 시 피

라서 물의 소중함을 알고 요리를 시작해야 한다. 먼저 수도꼭지를 트는 순간부터 여법한 요리가 시작된다. 다음은 재료를 씻을 때에도 주의를 기울여야 하는데 잎채소의 경우에는 그릇에 물을 받아서 씻거나 물줄기를 약하게 하여 씻어야 한다. 물줄기가 강하면 잎사귀가 손상될 수도 있기 때문이다. 이것은 잎에 상처를 주는 공격적인 씻기로 잎 자체의 건강함도 상실시키고, 잎에게 충격과 두려움의 에너지를 주는 것이다. 생버섯을 씻을 때에는 특히 주의해야 한다. 물에 담가서 씻으면 버섯이 스펀지처럼 물을 빨아들여 버섯 특유의 감칠맛이 상하게 된다. 따라서 생버섯은 손에 들고 빠르게 헹구는 게 좋다. 또한 뿌리채소는 재료에 맞게 담아 놓은 물에 잘 씻어 흐르는 물에 잠시 헹구어야 한다. 씻는 과정뿐만 아니라 재료를 삶은 후의 수분 조절도 중요하다. 국수를 삶은 후 물기가 많으면 쫄깃한 맛이 없어지고, 머위는 살짝 데친 다음 마른 수건으로 물기를 잘 닦아내야 싱그러움을 유지시킬 수 있다. 수분을 단속하지 않고 초고추장에 찍어 먹으면 질컥하고 심심하며 장아찌로 먹으면 물컹하고 변질되기도 싶다. 그래서 제대로 된 물 단속이 필요한 것이다.

　　재료를 먹기 좋게 다듬는 것도 중요한데 이는 요리하기에도 쉬우며 먹기에도 좋기 때문이다. 여린 잎채소는 손으로 다듬거나 적당한 크기로 잘라내야 한다. 날카로운 성품을 지닌 칼은 잘못 사용하면 재료의 품성을 손상시켜 풍미를 잃게 한다. 또한 칼을 함부로 사용하면 재료의 성질이 급격히 약해지거나 지나치게 독성을 뿜어내게 되어 다른 성질로 이화되기 쉽다. 칼이 닿으면 자기 보호를 위해 놀란 재료의 상태가 맛으로도 전해져 본래 제 맛이 아닌 거칠거나 떫거나 쓴맛 등으로 변질될 수 있다. 이처럼 칼은 마음과 하나 되어 음식을 만드는 도구로 요리를 함에 있어 소홀함이 없도록 무뎌지지 않게 관리하여야 한다.

육미(六味)와 육미(六美)

장려자각선사께서 말씀하시기를 "육미(六味)가 부정(不淨)하고 삼덕(三德)이 불급(不給)이면 비전좌 소이 봉중야(非典座 所以 奉衆也)오"라고 하셨다. 이것은 음식을 만드는 자는 쓴맛, 단맛, 짠맛, 싱거운 맛, 신맛, 매운맛이 정결히 드러나도록 하고 삼덕이 갖추어지게 조리를 해야 한다는 원칙을 말씀하신 것이다. 도겐선사는 쓴맛과 싱거운 맛 대신 떫은맛을 넣어서 "오미(五味 : 단맛, 매운맛, 신맛, 떫은맛, 짠맛)를 갖추어 오색(五色 : 적, 백, 록, 황, 흑)의 재료로, 오법(五法 : 생, 익힘, 구움, 튀김, 찜)에 맞게 조리해야 한다"고 구체적인 조리 방법을 이야기했다. 여섯 가지 맛 중에 식품의 고유한 맛을 지켜주는 것은 싱거운 맛이다. 장려자각선사의 육미를 중심으로 맛에 대하여 좀 더 살펴보자.

입에 쓴 것이 몸에는 좋다는 말처럼 쓴맛은 원기를 회복시켜주는

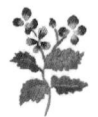

대안스님의
마음설레는
레 시 피

탁월함을 갖고 있다. 심장과 위가 약한 사람은 수수, 씀바귀, 고들빼기, 쑥, 영지, 근대, 상추, 익모초 등을 먹으면 좋다. 히로시마 원폭 이후 제일 먼저 싹을 틔운 것이 쑥이었을 만큼 쑥은 생명력이 강한 채소다. 익모초는 생리통이나 불임, 열사병 등에 도움을 주는 재료다.

과일, 채소에 많이 들어 있는 단맛은 기분을 전환시켜주고, 식감을 살리며, 특히 소화에 많은 도움을 준다. 인도 속담 중에 "집 팔아서 두리안을 먹는다"는 말이 있다. 집을 팔아서 먹을 정도로 그 맛이 유혹적이라는 뜻이다. 과일과 칡, 호박, 양배추, 고구마 등에 함유되어 있는 단맛은 맛도 좋고 몸에도 좋지만 패스트푸드나 인스턴트식품에서 맛볼 수 있는 현란한 단맛은 우리 몸에 치명적이다.

짠맛은 신장에 이롭게 작용하기도 하는데 미네랄이 풍부하고 뭉친 것을 풀어주는 효과가 있기 때문이다. 소금기가 지나치면 성인병을 일으킬 수 있지만 검정콩, 함초, 미역, 김, 다시마, 톳, 죽염, 된장, 간장은 비만이나 숙변에 이로운 짠맛을 지니고 있다.

싱거운 맛은 재료 자체의 맛을 풍미할 수 있는 맛으로 모든 재료의 맛을 지키기 위해 꼭 있어야 할 맛이다. 양념이 강하면 재료의 맛을 음미하기 어렵기 때문에 고유의 밍밍하고 담백한 맛을 해치지 않도록 해야 한다. 흔히 싱거운 맛을 '맛이 없다'고 하는데 이는 잘못된 표현이다. 싱거운 맛도 여러 맛 중 하나인 까닭이다.

신맛을 상상하면 저절로 침이 고이거나 눈이 감기곤 한다. 신맛은 간장에 도움이 되는 맛으로 눈에도 좋고, 식욕 증진, 소화에도 도움을 준다. 신맛이 나는 것들에는 오미자, 산수유, 복분자, 석류피 등의 약초와 과일, 식초, 주스 등이 있는데 이 또한 너무 강하면 위장장애 등을 일으킬 수 있으므로 유의해야 한다.

매운맛은 스트레스 해소나 혈액 순환, 소화액 분비 및 다이어트에 효과적인 맛이다. 살을 빼기 위해서는 염분도 제한하고 단맛이 나는 소스도 제한하는데 이때 맛을 내기 위해 고추로 양념을 하기도 한다. 겨자나 고추냉이의 매운맛으로 좀 더 즐거운 식사를 할 수 있는 것이다. 양념류 말고도 열무, 샐러리, 갓 등은 매운맛을 내는 잎채소인데 이를 매실 효소에 겨자나 들깨를 통째로 넣어 만든 소스와 함께 먹으면 좋다. 또한 양배추와 같이 단맛이 나는 채소에 고추를 넣고 밥과 함께 싸먹어도 좋다.

이러한 여섯 가지 맛을 섬세하게 느끼며 느리게 먹는 것은 좋은 식습관이다. 눈으로 먼저 먹고, 손으로 먹고, 또 입으로 먹으며 재료의 촉감과 질감을 천천히 음미해보자. 목으로 넘어갈 때의 부드러움, 뱃속에서 전해져오는 포만감, 마음으로 느끼는 만족감을 여유롭게 즐기다 보면 저절로 육미(六美)를 느낄 수 있게 된다.

육미(六美)의 첫 번째는 '남에게 은혜를 베풀되 낭비하지 않는 아름다움'이다. 음식을 만들거나 먹는 데 있어서, 또 대접하는 데 있어서 넘치지 않는 풍요로움이 그 아름다움이다. 두 번째는 '수고하되 원망하지 않는 아름다움'이다. 만든 음식을 나눔에 있어서 정성껏 준비하되 재료에 대해, 맛에 대해, 사람에 대해 원망하는 마음이 없는

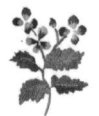

대안스님의
마음설레는
레 시 피

아름다움이다. 세 번째는 '욕심을 가지되 탐내지 않는 아름다움'이다. 이는 음식을 잘 만들고 정성껏 만들려는 정열적이고 탐구적인 마음은 가지되 그것에 대해 탐내는 마음은 갖지 않는 아름다움을 뜻한다. 네 번째는 '태연하되 교만하지 않는 아름다움'이다. 어떠한 일이라도 넉넉하고 여유 있는 마음으로 하되 상전처럼 위를 올려다보게 할 수 있는 자연스런 품위가 있어야 한다는 것이다. 다섯 번째의 아름다움은 '위세가 있되 사납지 않은 것'을 이른다. 위풍이 올바르게 갖추어져 있으나 너무 강압적이거나 상대를 위축하게 만들면 안 된다는 의미다. 여기까지는 흔히 말하는 다섯 가지 아름다운 덕이다. 여기에 한 가지 미덕을 더 보충하자면 '자유롭되 방종하지 않는 아름다움'이다. 위의 다섯 가지 미덕을 다 포용하되 강압적이지 않고 자유로워야 한다는 것이다. 새털처럼 가볍게 몸과 마음을 써야 하지만 그것이 혼자만의 방종이 아닌 누구에게나 자유로움을 만끽하게 해줄 수 있는 유연하고 편안한 아름다움, 이것이 육미의 마지막 미덕이다.

사대(四大) 원리의 사찰음식

인간은 '스스로 그러한' 자연과 함께 호흡하며 살고 있다. 부처님께서 말씀하신 것처럼 우리 몸은 한 나라와 같이 이루어져 있는데(인

신유일국(人身猶一國), 인간의 몸은 자연스런 생명력을 담고 있으며 그 몸은 하나의 거대한 우주와 같다는 것이다. 소우주처럼 이루어진 인간의 몸은 크게 지(地), 수(水), 화(火), 풍(風)의 사대(四大)로 구성되어 있다. 사대는 〈화엄경〉의 하나 속에 모든 것이 다 들어 있고, 모든 것 속에 하나가 들어 있다는 '일즉다 다즉일(一卽多 多卽一)'처럼 유기적 연계성을 가지고 있다. 그리고 〈법성게〉에서 말하는 하나 중에 일체가 있고, 일체 중에 하나가 있다는 '일중일체다중일(一中一切多中一)'이며, 하나가 곧 일체요, 일체가 하나라는 '일즉일체다즉일(一卽一切多卽一)'과 같이 우리와 모든 것은 연결되어 있고 연결되어 있는 것은 어느 하나도 온전하지 않은 게 없으며 어느 하나도 나누어 생각할 수 없다는 것을 의미한다.

地 단단한 의지로

땅이라고 불려지는 '지(地)'는 견고하고, 단단하고, 넉넉함을 상징한다. 모든 식물은 땅이 아니고서는 자라지 못하며, 인간도 땅이 없이는 살아갈 수 없다. 땅은 하늘에서 내리는 비든 하수도에서 흘러나온 물이든 그 어떤 쓰레기라도 모두 받아들이는 넉넉한 수용력을 지니고 있다. 땅이 건강하면 식물도 건강하고, 건강한 초록빛 식물을 먹은 동물도 건강하고, 인간도 건강하다. 이런 땅의 기운을 잘 받으면 인간은 골격과 같은 부분이 단단해지고 견고하게 잘 자리잡게 된다.

땅속의 광물질이 물에 배어나와 미네랄을 키우고, 그 미네랄의

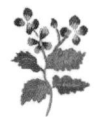

대안스님의
마음설레는
레 시 피

기운으로 뼛속이 이로워지며, 몸이 견고해지면 마음도 흔들림이 없어진다. 땅은 이처럼 우리를 단단한 의지로 키워준다. 따라서 우리는 순환을 통해 정화하는 땅이 다시 오염되지 않도록 배설물과 여러 쓰고 남은 것들을 조심스레 돌려주어야 한다. 모든 것을 품는 관용의 상징인 땅에게 덜 오염된 것을 돌려주고자 노력하는 것이 우리의 의무인 것이다.

땅은 철따라 변한다. 봄빛 가득 초록 잎을 틔워 대지를 풍요롭게 하고, 뜨거운 열기로 가득한 여름에는 잡초를 키워 대지의 열이 우주에 반사되지 않도록 한다. 가을의 대지는 열매로 가득하고, 겨울의 대지는 빈 몸으로 돌아가 냉기에 몸을 다룸으로써 강인함을 키운다.

水 흐르는 물처럼

'수(水)'는 물이다. 물은 유유자적하게 흐르며 삶의 노를 내려놓는 유연함을 지니고 있다. 대지를 둘러싸고 있는 바다처럼 우리 몸도 체중의 70%가 수분으로 채워져 있다. 몸속의 물은 소변, 대변, 땀 등으로 배출되는데 이러한 순환은 무척 중요하다. 혈액과 눈물, 콧물 등의 분비물을 구성하는 것이 바로 물이기 때문이다.

체질적으로 부종이 있는 사람은 차차 늘려가야 하겠지만 일반인의 경우에는 하루에 2ℓ 가량의 물이 필요하다. 조혈에 있어서도 물이 꼭 필요한데 오전에는 양의 기운, 오후에는 음의 기운이기에 오후 6시 이후에 물을 많이 마시는 것이 좋다. 이렇게 석 달만 물을 충분히

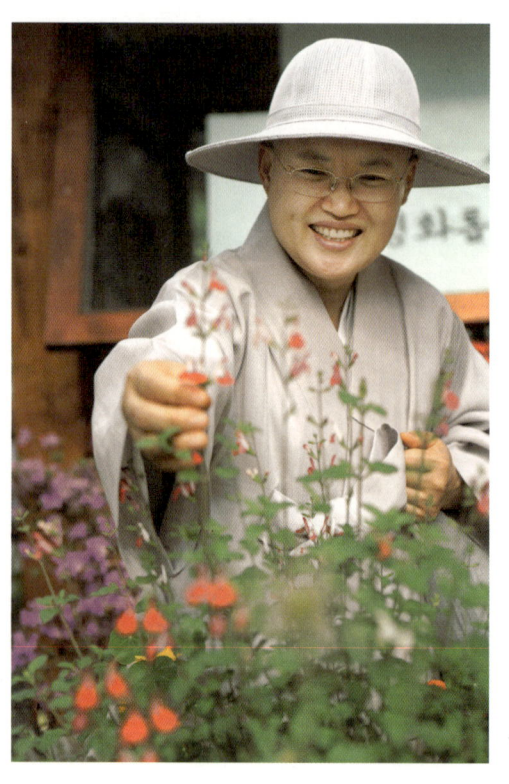

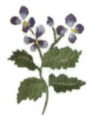

대안스님의

마음설레는

레 시 피

마셔도 조혈작용이 원활해지고 피부 또한 윤택해진다. 물기가 있다는 것은 윤활유가 있다는 의미이기 때문이다.

고인 물은 썩듯이 신선한 물을 계속 공급하여 싱그러움을 담도록 해야 한다. 몸 전체를 위한 순환을 생각하며 너무 차거나 뜨겁지 않고 짜지 않은 신선하고 맑은 물을 마시는 것이 좋다. 물이 없으면 반죽이 되지 않듯이 뭉치도록 하는 유연함과 조화로움을 가진 물의 성품을 잊어서는 안 된다.

물은 계절에 따라 그 모습을 달리한다. 봄에는 이슬로 빛나고, 여름에는 비가 되어 대지를 적시며, 가을에는 햇살과 벗 삼아 대지를 풍요롭게 하는 빗방울로 빛나고, 겨울에는 냉기를 품은 눈으로 온 세상을 뒤덮는다. 때문에 물이 오염되면 우리 몸의 기능도 덩달아 허약해지는 것이다.

땅속의 물 기운이 아지랑이가 되어 하늘로 올라 다시 비가 되고, 그렇게 내린 비는 땅속을 지나 여과되어 샘물이 되고 우리의 음용수가 된다. 우리 몸속의 물도 삼투압 현상으로 혈관에 들어오는데 만약 여과 과정을 거치지 않은 물이 혈관 속으로 들어온다면 어떻게 될까? 생각만으로도 끔찍해진다. 이처럼 물은 삶의 기본 윤활유로서 가장 필수적인 것이며 중요한 요소다.

火 열정을 담아

만약 태양이 없다면 우리는 어떻게 될까? 태양의 소중함은 굳이 말로 설명할 필요가 없을 것이다. 우리 몸도 마찬가지다. 몸속에 흐르는 불의 기운은 우리 삶에 생기를 북돋아준다. 불의 기운이 약하다는 것은 체온이 낮다는 것을 뜻하는데 이때 인체에는 많은 병이 발생한다. 냉증, 소화불량, 불임, 순환장애, 비만, 암에 이르기까지 질병을 일으키는 요소는 꽤 많다. 일단 소화가 잘 안 된다는 것은 신경성 때문일 수도 있지만 몸이 차서 위에 열기를 전해주지 못한다는 뜻이기도 하다. 그래서 인도의 요가 수행자들은 소화기관을 정화하는 행법 이름을 소화불(小火佛), 즉 아그니 사라(Agni sara)라고 부른다.

　소화에는 열기가 꼭 필요하다. 속이 불편하면 온몸이 불편해진다. 뱃심이 없으면 활기차게 움직이기가 힘든데 그 때문에 웃어른께 안부를 여쭐 때 "속은 편하십니까?"라는 인사를 올렸던 것이다. 타버린 씨앗은 발아할 수 없듯이 일명 '배꼽 패션'으로 배를 차갑게 하거나 '하의 실종'이라 하여 하체를 차갑게 하는 여성들은 불임에 걸릴 확률이 높다. 시도 때도 없이 술과 고기를 먹고 불규칙적인 생활과 과도한 스트레스를 받는 남성들 또한 마찬가지다. 난자와 정자가 활발히 운동하기 어려운 조건이기 때문이다.

　앞에서 열거한 행동들은 모두 몸을 차게 하는 것들이기에 몸에 이롭지 못하다. 하지만 따뜻한 온기에 씨앗이 발아되듯 햇빛을 받으며 산책을 하고, 유산소 운동을 하며 열을 가해주면 불의 기운이 생기를 북돋아 몸은 다시 활력을 찾게 된다. 이것이 자연의 흐름이다. 냉장고에서 찬 음식을 바로 꺼내 먹는 요즘 같은 때에는 음식의 온도

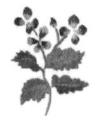

도 중요하다. 자신의 체온과 같은 온도의 음식을 먹으면 세포가 놀라지 않고 소화가 잘 되도록 해주는 불의 기운을 북돋아 보다 부드럽게 소화 흡수를 할 수 있게 된다.

風 유유히 흐르는

바람인 '풍(風)'은 움직이는 성질, 통기의 성질을 갖고 있다. 그래서 바람은 물질을 지탱하고 움직이게 한다. 숨결처럼 인체에 생기를 불어넣어주며 돌아다닌다. 바람은 음식을 먹을 때 약간의 공간을 둬서 잘 움직이게 하고, 좋지 않은 물질은 몸 밖으로 내보내면서 우주와 자연, 모든 동식물과 인간을 소통해주는 숨통의 역할을 해준다. 또한 마치 허파와 같이 숨을 쉬게 하고 때로는 강한 풀무질로 사그라지는 불씨를 살아나게 하기도 한다. 태풍과 같은 큰 바람은 우리에게 피해를 입히기도 하지만 깊은 바다를 청소해주는 반대 작용도 포함하고 있다. 어느 누가 심해를 정화할 수 있는가? 바람의 힘을 이용한 물결만이 할 수 있는 일이다. 바람은 때로는 강하게, 때로는 부드럽게 우리를 움직이게 하고, 생명을 이어가게 한다.

지(地), 수(水), 화(火), 풍(風)의 사대(四大)가 모여 이루어진 인체는 공(空)의 힘으로 조화를 이룬다. 공은 조화의 꽃으로서 사대를 존재하게 하고, 유지하고, 창조를 위한 파괴를 돕는다. 이는 기(氣)로서 모든 것에 생명력을 일깨워주는 태초의 기운이다. 이러한 기는 생명을 주는 태양, 구름, 바람, 땅에 퍼져 있다. 그것은 생명력인 생리학적 의미보다 우주의 생명력, 우주의 존재원리로 의미가 확대되어 설명되고 있다. 따라서 공은 우리의 마음과 통한다. 마음이 혼탁해지면 기운이 혼미해지고, 반대로 마음이 청정하면 기운이 맑아진다. 그래서 공은 깨달음과도 밀접하다. 마음을 바라보며 몸과 마음의 흐름을 느끼고, 감각을 느끼다보면 결국 모든 감각들이 경험하고 싶은 욕망에 불과하다는 사실을 깨닫게 된다. 공은 이렇게 필요 없는 집착과 마음을 돌아보게 하는 원천적인 에너지인 것이다. 그 에너지로 순수한 나를 나답게 이끌고, 모든 존재를 그들답게 존재하게 하는 조화로움을 발휘한다.

오행(五行) 밥상

지, 수, 화, 풍의 사대는 기본이 되는 거친 물질이다. 우리의 몸과 마음, 우리가 먹는 음식들은 바로 이 물질로 이루어져 있다. 이러한 몸과 마음은 원형의 순환궤도로 설명하고 있는데 이것이 목(木), 화(火), 토(土), 금(金), 수(水)의 오행(五行)이다. 오행은 삼라만상이 상생상극하면서 순환한다는 사유 체계이기에 상황에 따라 해석을 잘 해야 하는 지혜가 필요하다. 몸은 마음에 의지하고 마음은 몸에 의지해

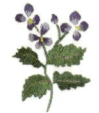

서 일어나기 때문에 무엇 하나도 제대로 다스려지지 않으면 고통스런 삶에서 벗어나기 어렵게 된다. 우리가 먹는 음식들도 모두 사대와 영양소로 결합되어 있다. 그렇기 때문에 오행 밥상은 우리의 몸과 마음을 이롭게 해주는 연결의 끈으로 강하게 이어져 있는 것이다.

목, 화, 토, 금, 수로 이어지는 오행은 청(靑), 적(赤), 황(黃), 백(白), 흑(黑)이라는 색깔로 발현되는데 이것을 오장육부로 보면 각각 간장·담장·심장·소장·비장·위장·폐장·대장·신장·방광에 해당한다. 이들은 각기 다섯 가지 맛으로 대표되기도 하는데 신맛, 쓴맛, 단맛, 매운맛, 짠맛이 상응하는 맛이다. 오행은 봄, 여름, 중앙(중간), 가을, 겨울의 계절로도 표현한다. 그러나 이러한 특성은 도식적인 논리가 아닌 유연성과 조화로움이 담긴 통찰적 지혜로 이해하여야 한다.

'목(木)'은 강한 상승력이 있는 것으로 봄날 채 녹지 않은 딱딱한 땅을 뚫고 일어나는 새싹과 같은 힘을 지니고 있다. 그래서 봄에 돋아나는 초록(靑)의 나물들은 원기를 회복해주는 에너지로 가득하다. 인간뿐 아니라 동물들에게도 잠에서 깨어나게 하는 원초적 힘이 있다. 겨울 동안 충전을 위한 쉼이 있었다면 봄은 녹색식물을 앞세워 간을 일깨운다. 봄에 나는 나물을 신맛과 어우러지게 무쳐 먹으면 눈도 시원해진다. 초록빛은 보기만 해도 눈이 좋아진다는데 이를 먹으면 얼마나 좋겠는가? 간과 눈은 부모 자식 간처럼 밀접한 관계가 있다. 간이 건강하지 못하면 눈이 침침하고, 간경화 등의 악성질환이 나타나면 황달이 오는 것도 그러한 이치다.

　초록색 음식은 베타카로틴이 많아 우리 몸에 침입한 나쁜 세균들을 몸 밖으로 빠르게 배출시켜주며 새로운 호르몬 분비를 촉진시킨다. 이러한 목성이 강한 음식은 겨울의 금을 뒷받침해준다. 그래서 초록색 식품을 먹으면 간과 더불어 폐까지 건강해진다. 이렇게 상생하는 오행관계에서 목은 풍부한 엽록소로 조혈작용을 해준다. 철분이 많은 시금치, 브로콜리, 피망 등은 세포 재생 효과가 뛰어나서 혈중 콜레스테롤 수치를 낮춰준다. 이렇게 목의 기운을 가진 초록색은 오행 가운데에서 만물을 생성하게 하는 상승력 있는 생명의 물질이다.

　'화(火)'는 활기와 정열이 분출되는 것이다. 태양이 작열하는 여름날, 밭이랑에 주렁주렁 열린 수박을 따다 그 붉은 속살을 한입 크게 베어 물면 활화산처럼 타오르던 목마름이 일순간에 사그라진다. 양기가 극성인 상태이기에 봄의 목 기운이 발전하여 붉고 화려한 불의 형상으로 나타나게 되는 것이다. 우리의 인체도 대기열을 받아 온도가 상승하는 시기라서 몸에는 땀이 흐르고, 또 그 땀을 보충하기 위해 찬 것을 찾게 된다. 한여름의 볕을 피해 시원한 그늘을 바라는 것처럼 우리 몸속의 세포들 역시 온도를 낮추는 음식을 원하게 되는 것이다.

　이러한 발산을 도와주는 것이 바로 매운맛이다. 발산을 하지 않으면 우리 몸에서 어떤 폭발이 일어날지 아무도 예측할 수 없다. 일

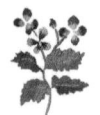

대안스님의
마음설레는
레 시 피

사병, 열사병으로 목숨까지 잃을 수 있으니 그 위험성은 굳이 설명하지 않아도 될 것이다. 그래서 이렇게 강렬한 열기를 식히는 찬 음식을 찾게 된다. 냉장고가 없던 시절에는 식은 보리밥을 광주리에 담아 처마 밑에 달아놓고 물에 말아 먹곤 했다. 열기 때문에 심장에 가스가 차면 안 되니까 자꾸 냉한 음식을 찾게 되고, 지나치게 차가워진 몸은 다시 따뜻한 음식을 섭취하거나 따끈한 물로 목욕을 하며 냉기를 가라앉힌다.

불의 대표적인 색깔은 붉은 색이다. 붉은색 음식은 안토시아닌 성분이 많아서 활성산소를 제거하는 항산화 효과와 혈관 질환 예방 및 개선 효과, 기억력 개선의 효과가 있다. 특히 토마토에는 리코펜 성분이 많은데 이는 가장 효능 좋은 산화 방지물 가운데 하나로 신장 질환, 전립선암, 폐암의 예방 및 치료에도 효과가 있다. 비타민B, 비타민C가 많은 붉은색 음식은 날것으로 먹기보다 끓여 먹을 때 리코펜 성분이 많이 더 용출된다. 토마토는 간에서 활성화하는 분해 시간이 최소한 4~5시간가량 걸리기 때문에 식전에 먹는 것이 몸에 이롭다.

몸에는 열기를, 마음에는 흥분을 일으키기 쉽기 때문에 여름철 일기예보에서는 '불쾌지수'라는 것을 따로 예보하여 마음을 가다듬고 숙고하게 한다. 악한 기운에 맞설 수 있는 색도 붉은색이라 동짓날에는 액막이로 팥죽을 쑤어 먹기도 하고 아들을 낳으면 부정한 것을 막기 위해 대문에 빨간 고추를 매달아놓기도 했다.

'토(土)'는 조화롭고 묵묵하고 단단한 형상을 가리킨다. 땅은 모든 것을 원활하게 키워주고 또 포근하게 품어주기에 흙의 성품 역시 배려와 조율의 성향을 지니고 있다. 흙은 봄, 여름, 가을, 겨울의 사계절 가운데에서 내적으로 숙성시키는 중간 역할을 하기 때문에 후덕한 성질을 가지고 있는 것이다. 또한 중간에서 중심축을 이루기 때문에 묵묵하면서도 단단한 특색을 함께 지니고 있는데 흙의 색은 초록색이나 붉은색과 잘 어울리는 조화의 색, 노란색을 표방한다. 인체의 장기로는 동서남북을 아우르는 중앙에 위치한 위장, 비장과 관련된다. 위장은 유전자를 생산하는 척수와 연결되어 있다. 위장에서 잘못 받아들인 음식은 유전자 변형이 되어 단백질 변형으로 이어지고 그로 인해 암에 걸리기도 한다. 그래서 암 환자나 신장 계통 질환자는 노란색의 음식을 먹어주는 것이 좋다. 소화가 잘 되지 않으면 나머지 장기도 순환하기 어렵기 때문에 소화 기능을 높일 수 있는 음식을 먹어야 한다.

    노란색의 음식은 기분을 좋게 하는 단맛이 나는데 고구마, 호박, 당근, 오렌지, 치자 등이 대표적이다. 노란색 식품에는 베타카로틴 성분이 많아 신경 조절을 용이하게 해주는데 특히 당근에 많은 베타카로틴은 정신을 맑게 해 자율신경계를 도와주기도 한다. 노란색의 음식은 항염 작용으로 세포를 건강하게 하여 면역체계를 바로 잡아주고, 항암 효과가 있는 카로티노이드 성분이 많아 항알레르기, 항균 등의 효과도 있다.

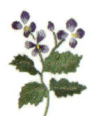

대안스님의
마음설레는
레 시 피

'금(金)'은 딱딱하고, 냉정과 평등, 청정의 성품을 가진 가을의 희고 쌉쌀한 열매다. 입하부터 입추까지는 땅속의 뿌리들이 영양을 모으는 시기다. 가을은 기운을 한껏 응집하여 결실을 맺는 중요한 시기인데 이는 몸속 장기 중 가장 고되게 일하는 폐와 밀접하게 연관되어 있다. 폐는 이물질 때문에 힘들고, 혈액의 고단함을 풀어주느라 힘들고, 인체에 윤활유를 뿌려주기 위해 쉬지 않고 일한다. 신장에서 넘겨준 수의 성품이 폐로 가기 때문에 폐가 마르면 장기가 서걱대서 위험하다. 이때는 뮤신 성분이 많은 뿌리음식을 먹어야 하는데 마, 연근, 도라지, 더덕, 토란, 양배추, 무, 감자, 우엉, 흰콩 등의 흰색 음식이 보탬된다. 흰콩에 많은 이소플라본은 에스트로겐의 효과를 내는데 골다공증이나 유방암을 예방하는 데 효과적이며 콜레스테롤을 낮춰주고 갱년기 증상을 완화시켜주기도 한다. 도라지, 무, 더덕 등 안토크산틴, 플라보노이드가 함유되어 있는 음식은 성질이 따뜻해서 폐나 기관지에 좋으며, 체내에서 활성산소가 일어날 때 부작용을 억제해주고 유해 세균과 바이러스에 대한 저항력을 높여준다.

끈적거리는 성분들을 함유한 음식은 매일 하나씩이라도 먹는 게 좋다. 마나 토란의 끈적거리는 성분은 보습 효과가 있으며 지속적으로 수분이 머물 수 있도록 도와준다. 마는 아침마다 프라이팬에 구워 먹어도 좋고, 검은 청국장과 마가루, 은행가루, 하수오, 들깨가루를 각각 10:2:2:2:10의 비율로 섞어서 선식으로 먹어도 좋다.

가을에는 쌉쌀한 맛의 나물들이 많은데 감에서 쓴맛과 떫은맛을

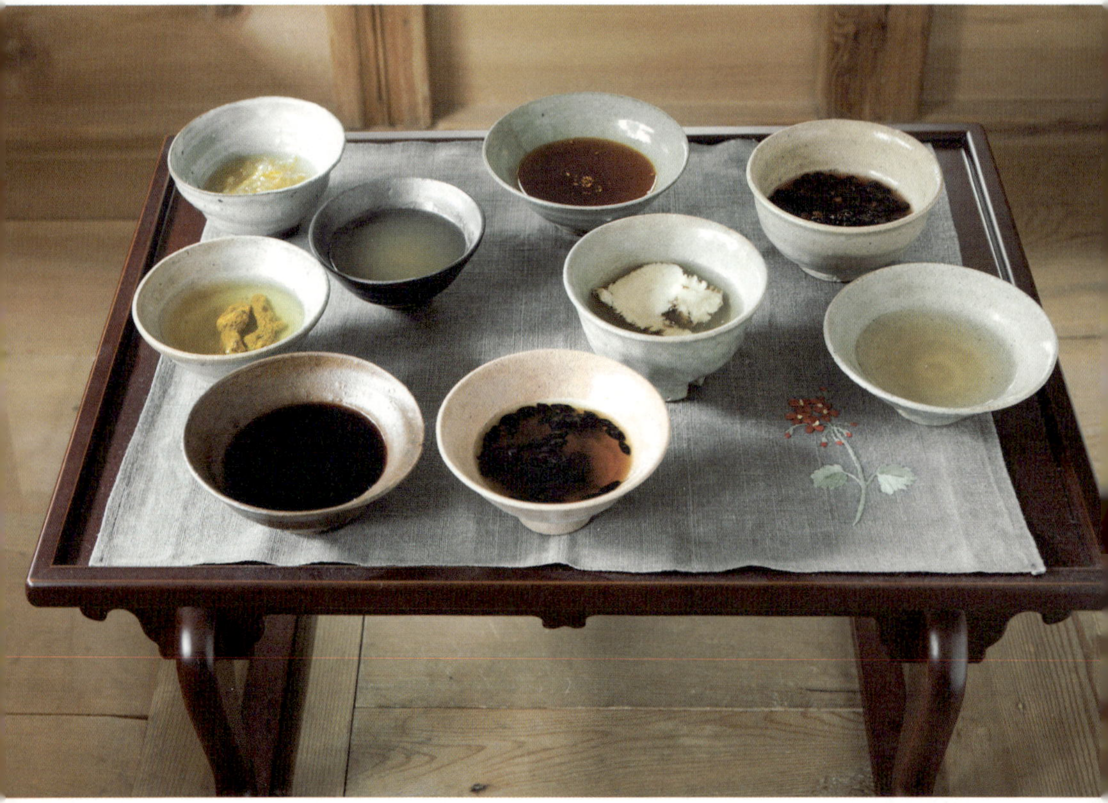

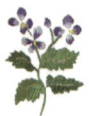

대안스님의

마음설레는

레 시 피

빼 장아찌나 효소, 식초를 만들기도 하고, 씀바귀 같은 뿌리채소로 몸과 마음의 성숙함을 기르기도 한다. 마음을 살찌워 백색의 고결하고 순정한 마음을 기르는 평정심을 키우기 위해 노력한다면 가을의 풍요와 성숙을 한가득 담을 수 있을 것이다.

'수(水)'는 검은색으로 물처럼 지혜롭고 순응하며, 저장, 쉼, 비움의 특성을 갖는다. 신장과 방광, 짠맛을 주관하며 겨울과 상응된다. 쉼이란 여유와 성찰의 시간이다. 그래서 겨울은 낮이 짧고 밤이 길다. 이때는 무엇을 위하여 활동하기보다는 장구한 시간을 도도히 흐르는 물처럼 거스르지 않고 순응하며 기다리는 게 좋다. 우리 몸에 가장 많은 것이 수분이듯이 몸의 흐름이 탁해지지 않도록 수분을 공급해주면 윤기 흐르는 몸의 흐름과 마음의 거침없고 지혜로운 맛을 알게 될 것이다.

경칩이 되면 박달나무, 단풍나무, 머루덩굴, 다래덩굴 등에서 수액을 채취한다. 한방에서는 풍당(楓糖)이라고 하여 위장병, 허약 체질, 신경통, 관절염 등에 마시는데 가급적 수혈을 받듯이 꼭 필요한 사람만 먹으면 좋겠다. 그리고 음양오행의 지혜로 필요한 만큼만 수액을 받아내서 내 몸처럼 나무의 건강함도 살피는 자애와 지혜로움을 품기를 바란다.

바다가 만드는 보약인 소금은 미네랄의 보고이며 바다의 꽃이다. 세상살이나 음식의 잔잔한 맛에 간간한 어울림을 주는 소금은 중요한 성분이다. 지나치게 짜게 먹으면 독이 되지만 적당한 소금기는 조화로운 맛을 이루는 데 필요한 요소다. 짠맛은 수분이 모이는 장소인 신장과 방광과 연결되어 있다. 신장염에 걸리면 염분을 제한하는 것도 이 때문이다. 신장에 이로움을 주는 음식으로는 이른바 검은 음식이라 불리는 검은콩, 검은깨, 다시마, 표고버섯 등이 있다. 신장이 좋지 않으면 흰머리가 빨리 나고 민머리가 되기도 쉬워진다. 두피세포는 신장과 연결되어 있어서 신장에 허열이 차면 모근들이 약해지기 때문에 머리카락이 빠지는 것이다. 대학원 도반으로 춘천에서 북카페를 하시는 보살님이 계시는데 그 분은 여름에도 모자를 벗지 않았다. 의아하게 생각하는 나에게 보살님은 스트레스로 원형 탈모 현상이 일어나고 있다며 모자를 벗어 보였다. 정말 백회혈을 중심으로 군데군데 탈모가 일어나고 있었다. 나는 그 분에게 3년만 쥐눈이콩 삶은 물로 머리를 헹구면 나을 수 있다고 말해주었다. 몇 해가 지난 후 보살님이 찾아오셨는데 그 분의 첫마디가 "스님, 이제 저 모자 안 써도 돼요!"였다. 나 역시 그 분의 새까맣고 풍성한 머리를 보고 깜짝 놀랐다. 그 분은 나의 말을 의심하지 않고 머리를 감을 때마다 쥐눈이콩 삶은 물로 헹구었던 것이다. 그 수고로움을 인내해주신 보살님께 내가 더 고마운 마음이 들어 정성껏 합장을 했다. 그리고 대단한 콩의 위력에 다시 한 번 감사의 합장을 했다.

　검은색 음식에는 붉은색 음식에 많이 함유되어 있는 안토시아닌이 들어 있어 동맥에 침전물 생기는 것을 막아주기 때문에 피를 맑게

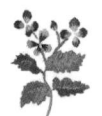

대안스님의
마음설레는
레 시 피

해주고 신장 질환을 개선해 준다. 또한 산화방지제가 함유되어 있어 소염 살균 효과가 있고 로돕신 성분은 눈의 피로를 풀어준다.

검은콩만큼 검은깨도 좋은데 검은깨는 특히 목소리에 윤기를 준다. 따라서 말을 많이 하는 사람이라면 꾸준히 먹는 것이 좋다. 또한 식물의 지방산이 풍부해 피부를 윤택하게 해주기 때문에 석 달만 먹으면 피부가 좋아지는 것을 느낄 수 있다. 피부가 좋다는 것은 소화기관에 트러블이 없고 평정심을 잃지 않는 검은색의 특성을 많이 살리고 있다는 반증이기도 하다. 검은콩(쥐눈이콩), 들깨가루, 하수오 가루는 평생 먹어야 될 것 음식이라고 강력히 추천하고 싶다. 그러면 늙어도 자연의 생명력을 자연스레 품은 몸처럼 가뿐해질 것이다.

한겨울 얼어붙은 물 속에는 만물의 생명력이 숨 쉬고 있다. 새 봄을 맞이하기 위해 양의 기운을 품고, 그 기운을 저장하고 있는 것이다. 물은 음의 성향이 강하지만 양의 활동성을 고스란히 흡수하고 간직했다가 동면이 끝나는 봄이 오면 다시금 초록의 생장을 돕기 위해 땅으로 조금씩 흘려보낸다.

이처럼 자연스럽고 오묘하며 연속적인 오행의 흐름 속에서 사물은 끊임없이 인과적으로 변화하고 있다. 만물의 기본 물질인 지, 수, 화, 풍의 사대와 이를 조화롭게 이끌어가는 목, 화, 토, 금, 수의 오행은 우리 음식문화에 깃들어 균형 있고 아름다운 밥상을 건넨다. 생기 넘치는 말간 미소와 함께.

효소의
작용

　우주의 원리대로 사대에 의해 차린 오행 밥상이라 할지라도 내 몸이 소화 흡수를 잘 하지 못하고 신진대사가 원활하지 못하면 노폐물이 되어 몸속에 쌓일 수밖에 없다. 아무리 밥이 보약이라 할지라도 밥을 분해하는 효소가 없으면 밥은 소화 흡수의 작용을 하지 못한 채 바로 배설될 수밖에 없다. 몸속에서 자생하는 효소는 그러나 무한대로 만들어지는 것이 아니기 때문에 효소를 건강하게 유지하기 위해서는 온갖 불합리한 유해 요소를 차단할 필요가 있다. 우리 몸에 들어오는 각종 음식물 첨가제와 담배, 술, 음료, 과당, 지나친 짠맛 등은 효소의 밸런스를 깨뜨린다. 우리 몸을 건물에 비교해보면 단백질은 뼈대를 만드는 시멘트라 할 수 있고, 비타민은 조화로운 공간을 만들며, 미네랄은 시멘트 속의 철근 역할, 효소는 일을 하는 일꾼이라 할 수 있다. 몸속으로 들어온 음식물은 스스로 작용할 수 없기 때문에 효소의 도움을 받아야 한다. 혈액을 붉게 만드는 것도 효소가 하는 일이며, 뼈를 만드는 일 역시 효소가 관여해야 하고, 각종 호르몬과 신경에 작용하여 각 장기의 활동을 원활하게 하는 것도 효소의 역할이다. 생명 현상을 유지하게 하는 에너지의 근원을 효소가 담당하고 있는 것이다.

　효소의 여섯 가지 작용을 살펴보면 첫째, 효소는 소화와 흡수를

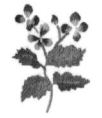

대안스님의
마음설레는
레 시 피

돕는다. 음식물은 침에 섞여 식도를 통해 위장으로 가면서 프티알린 등의 여러 효소를 만나게 되는데, 이러한 효소가 혈액을 통해 말초신경 속의 세포에게까지 영양분을 전달해주는 것이다. 둘째, 분해와 배출을 돕는 효소는 몸 안의 노폐물을 찾아 땀이나 소변을 통해 몸 밖으로 나갈 수 있게 해준다. 셋째, 소염과 항균 작용을 한다. 우리 몸에 생기는 염증에 백혈구를 운반하고 상처 입은 세포가 복원될 수 있도록 치유력을 높여주면서 염증의 소염 작용도 촉진시켜준다. 넷째, 해독과 살균 작용을 하는 효소는 특히 간의 기능을 강화시키고 외부로부터 들어온 독소를 분해, 해독시킬 뿐만 아니라 화농균에 대하여 항생 물질만큼 강력한 살균력을 지니고 있다. 다섯째, 혈액을 정화하고 혈액의 독소와 이물질, 노폐물을 분해하고 배설한다. 특히 혈액 속에 많은 콜레스테롤을 용해 조절하여 건강한 알칼리성 혈액으로 개선시키며 혈액의 흐름을 원활하도록 돕는다. 여섯째, 세포 기능을 촉진시키고 세포도 교환하면서 세포의 대사 기능을 활성화시켜 낡은 세포와 새로운 세포를 신속히 교체시켜준다.

  기쁜 마음으로, 진실한 마음으로, 또 세상의 원리에 맞는 마음으로 만든 음식, 청정하고 부드러우며 여법한 덕으로 만든 음식, 땅과 물과 불과 바람의 기운을 담아 만든 음식, 오행에 맞추어 발현된 푸르고, 붉고, 노랗고, 하얗고 검은 빛깔의 재료가 조화를 이루는 음식…. 이러한 음식으로 밥상을 차리면 오장육부는 물론 마음까지 건강한 빛으로 환해질 것이다.

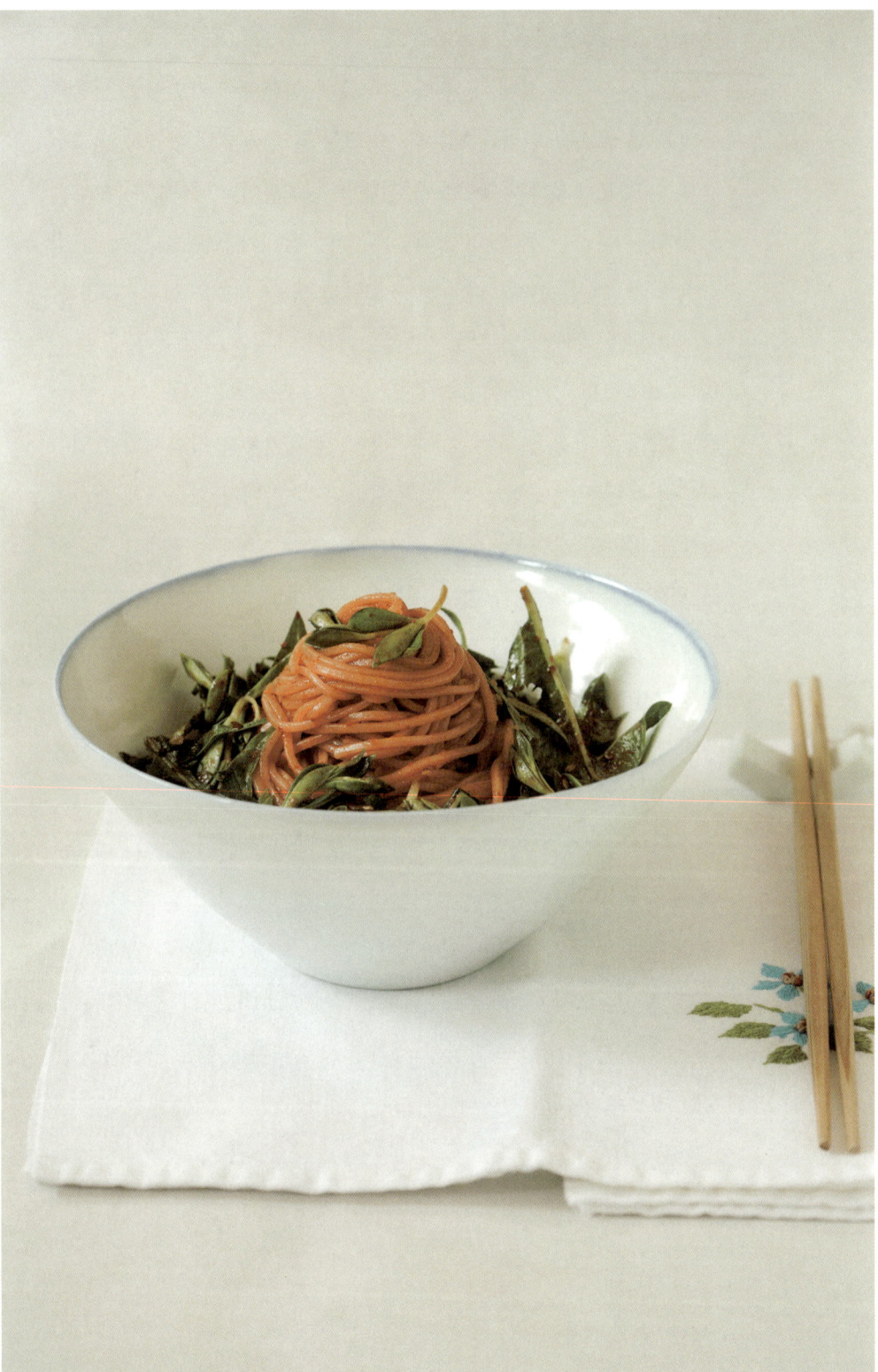

별미 비빔국수

매운맛의 고추장은 우울할 때 먹으면 기분 전환에 도움을 주지만 지나치면 성질이 급해지므로 적당한 조절이 필요하다. 소면은 붉은색을 내기 위해 백련초나 비트를 사용한다.

재료_ 백련초 소면 200g, 돌나물 30g, 민들레 잎 40g, 비빔양념(고추장 3큰술, 고춧가루 1작은술, 식초, 참기름, 통깨, 조청 각 1큰술씩)

만드는 법

1. 봄에 막 돋아난 어린 민들레의 잎은 쌉싸래한 맛이 일품으로 입맛을 돋우는 데 제격이다. 돌나물과 민들레 잎은 지저분한 것을 떼어낸 후 깨끗이 씻어 물기를 뺀다.
2. 냄비에 분량의 고추장, 고춧가루, 참기름, 통깨, 조청과 물 2큰술을 넣고 고루 섞은 뒤 중간 세기의 불에서 3분 정도 끓여 비빔양념을 만든다. 식초는 양념이 식은 후 넣어준다. 이렇게 만든 비빔양념은 미나리무침, 버섯초회 등을 만들 때에도 쓰면 좋은데, 국물이 생기지 않아 여러 무침 요리에 유용하게 쓰인다.
3. 끓는 물에 백련초 소면을 넣고 삶는다. 삶는 도중에 물이 넘치려 하면 찬물을 1/2컵씩 넣어준다. 소면이 다 익으면 찬물에 헹궈 체에 담아 물기를 뺀다.
4. 그릇에 소면을 담고 나물을 얹은 뒤 비빔양념과 곁들여 낸다.

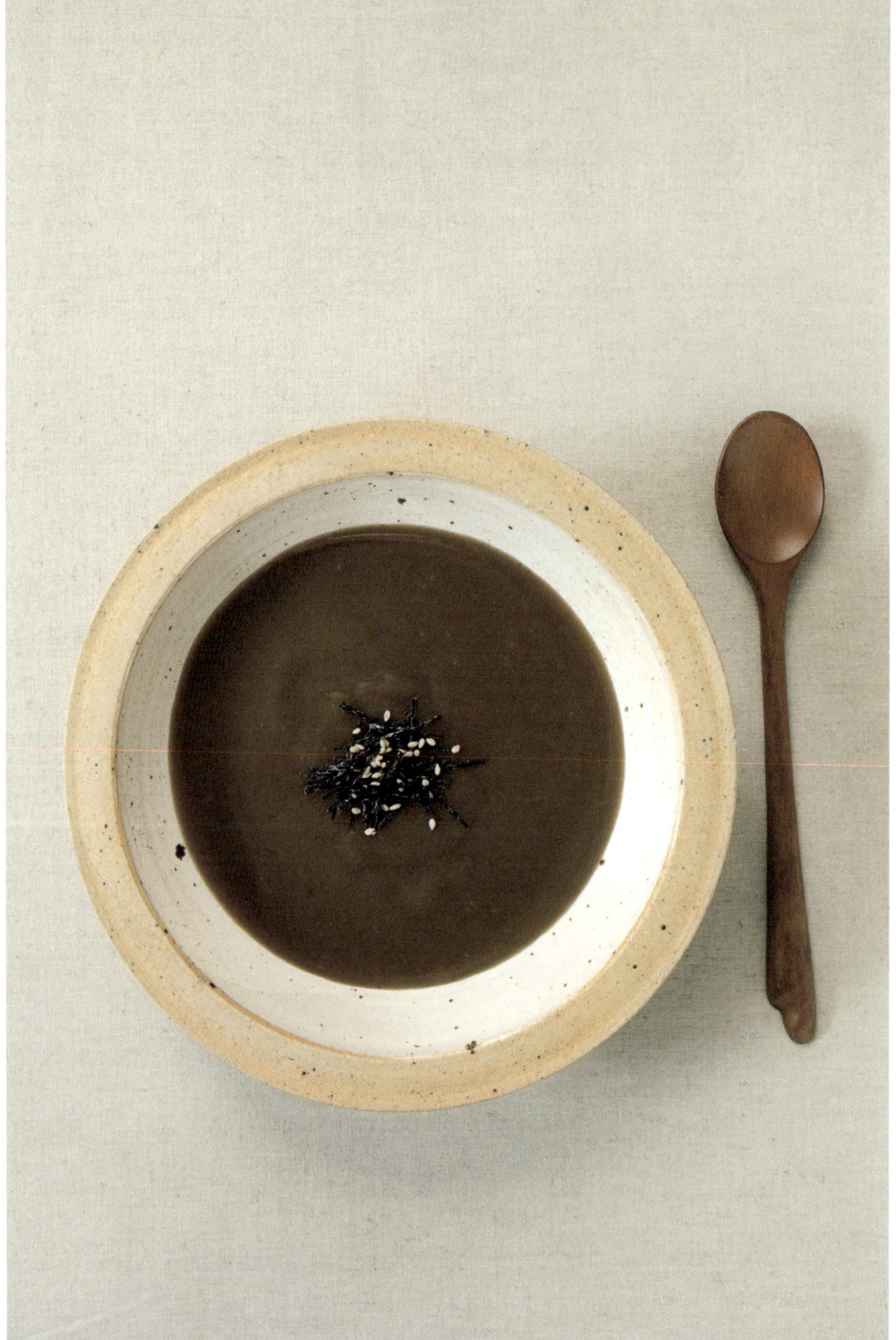

도토리죽

갈색을 띠는 도토리는 표고버섯과 같은 빛을 나타내는데 떫은맛을 내는 도토리의 탄닌 성분은 우울하고 가라앉은 기분을 돋우어주는 요소다.

재료_ 도토리가루 1컵, 소금 1/2작은술, 참기름 1작은술, 통참깨 1/2작은술, 김가루 적당량

만드는 법

1. 도토리가루를 물에 담가 앙금이 가라앉으면 윗물을 조심히 따라 버린다.
2. 남은 앙금에 물을 3컵 정도 넣고 중간 세기의 불에서 끓이기 시작한다. 눌어붙지 않도록 나무주걱으로 계속 저어준다.
3. 끓기 시작하면 불을 약하게 줄이고 20분 정도 서서히 끓인다. 거의 완성되면 참기름과 소금을 넣는다.
4. 마른 김은 살짝 구워서 가늘게 채 썰듯이 가위로 잘라놓는다.
5. 완성된 죽을 그릇에 담고 고명으로 준비해두었던 김과 통깨를 뿌린다.

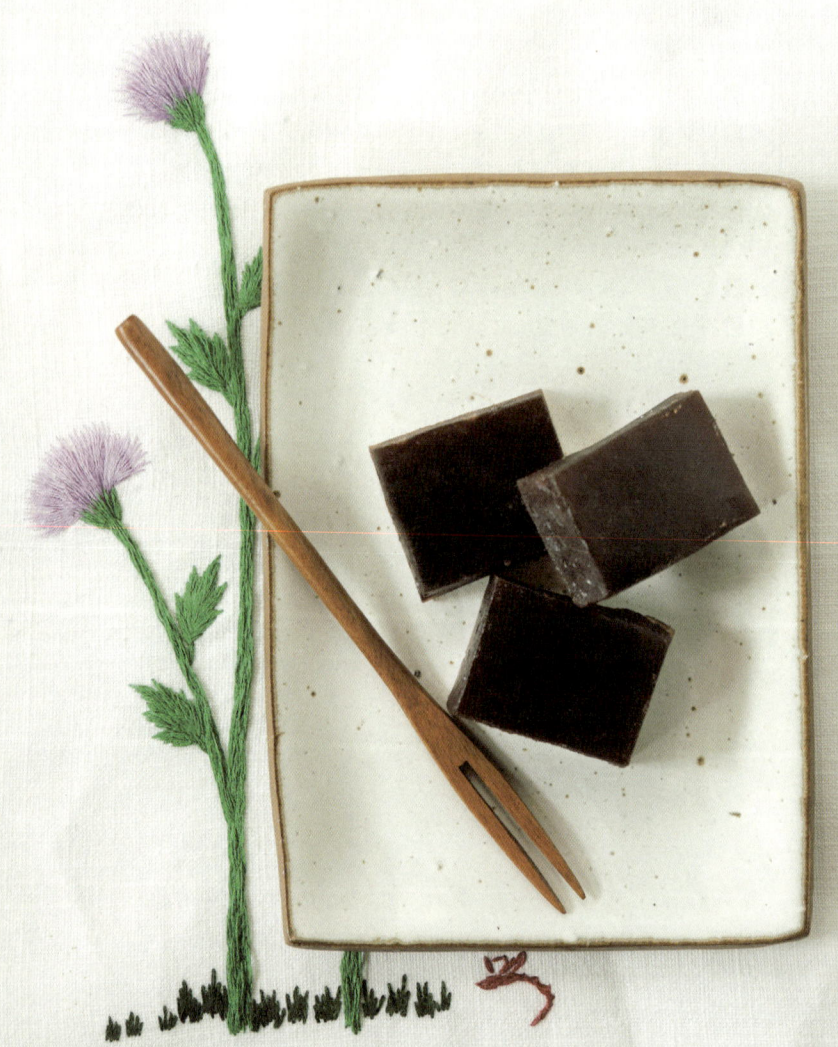

오미자양갱

붉은색의 오미자는 차가운 성분을 갖고 있다. 따라서 여름철의 뜨거운 열기가 체온을 상승시킬 때 몸의 기운을 서늘하게 해주는 오미자로 양갱을 만들어 먹으면 더위에 지친 몸을 회복시킬 수 있다. 먹기도 간편하여 언제 어디서든 들고 다니며 먹을 수 있다.

재료_ 말린 오미자 불린 액 2컵, 조청 2컵, 백앙금 100g, 한천 40g

만드는 법

1. 한천은 미지근한 물에 2시간 이상 불린다.
2. 오미자는 깨끗이 씻은 후 끓여서 식힌 물을 붓고 하루 저녁 불려 오미자 액을 만들어놓는다. 오미자는 걸러내고 불린 액에 조청과 백앙금을 넣고 섞어준다.
3. 냄비에 2의 오미자 액을 넣고 끓이기 시작한다. 바닥에 눌어붙지 않도록 나무주걱으로 잘 저어주는 것도 잊지 않는다. 백앙금이 제대로 섞이지 않으면 체를 이용해서 한 번 걸러준다.
4. 오미자 액이 끓기 시작하면 한천을 넣고 더 끓인다.
5. 한천이 녹으면 한소끔 식혀준다.
6. 식힌 양갱 물을 틀에 붓는다. 사각 모양의 통에 넣고 냉장고에서 반나절 식힌 후 잘라도 되고, 아이들이 있는 집이나 선물용으로 준비할 때는 모양이 예쁜 실리콘 몰드 등을 사용하면 더욱 좋다.

대안스님의

마음설레는

레 시 피

3장

조화로운 밥상

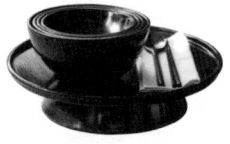

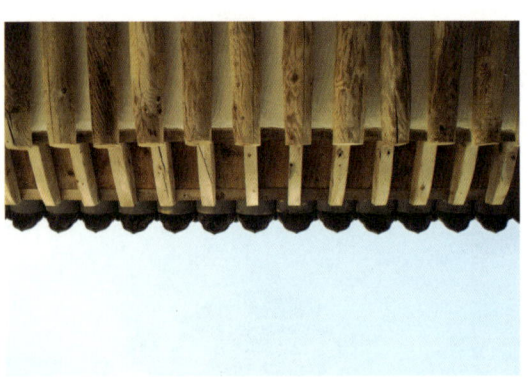

채식은 몸에도 좋을 뿐만 아니라 환경을 보호하는 방법 중 하나라는 인식이 늘어나면서 채식 뷔페나 채식 모임, 채식 식품점 또한 점점 늘어나고 있는 추세다. 이러한 추세에 발맞추어 채소를 좀 더 건강하게 즐길 수 있는 방법에 대한 연구가 활발해지고, 교배를 통해 새롭게 탄생한 이색채소들도 속속 등장하고 있다. 기후 변화에 대응하여 작물의 성장 온도를 맞추기 위해 비닐하우스에서 많은 작물들이 생산되고 있지만 잡초들을 일일이 손을 뽑지 못하고, 병충해를 막기 위해 농약을 사용해야 하는 농업 환경이 아쉽기만 하다. 하루빨리 모든 작물을 유기농으로 재배할 수 있는 날이 오기를 바란다.

　다이어트를 비롯하여 여러 이유들로 채식을 접한 사람들은 한결

같이 채식을 해보니 속이 편안하고 머리도 가뿐한 느낌이라고 이야기한다. 이러한 채식의 강점을 극대화하려면 제철 재료로 만든 음식 즉 계절식을 먹는 것이 좋다. 겨울에 오이를 즐겨 먹으면 냉증이 일어나기 쉬운 것처럼 제철에 나는 음식을 색깔별로 조화롭게 먹는 것이 내 몸을 돌보는 기본적인 방법이다.

사찰음식은 단순한 재료에 맛을 내는 두어 가지 정도의 양념을 첨가해 간단하지만 조화롭게 만드는 영양식이다. 음식에 여러 가지 양념을 넣으면 각기 다른 나물이라도 모두 비슷한 맛을 느끼게 되는 경우가 많다. 미나리전이나 쑥전, 냉이전이 비슷한 맛을 낸다면 기름의 양과 불 조절이 여법하게 이루어지지 않았기 때문이다. 고유한 맛을 간직한 음식, 자연식의 향취가 저마다의 향으로 나타나고 어우러지는 것이 바로 사찰음식이다. 그래서 사찰음식에는 인공조미료나 감미료가 들어가지 않는다. 오직 버섯가루, 다시마가루, 산초가루, 제피가루, 들깨가루, 참깨가루, 콩가루 등의 천연조미료만 사용한다. 하지만 천연조미료 역시 재료 간의 맛의 조화와 영양의 불균형을 해소하거나 정화력을 높이기 위해 조금 첨가해주는 정도만 사용하게 된다. 그래서 사찰의 공양간에서는 음식 냄새가 그리 오래 가지 않는다. 조리법과 요리 재료가 모두 간단하기 때문이다. 신선한 향내만이 이웃 간의 정처럼 푸근하게, 들꽃들의 미소처럼 소소하게 머물 따름이다.

한국의 대표적인 음식인 된장과 김치는 모두 발효음식이며 저장

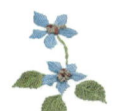

대안스님의
마음설레는
레 시 피

음식이다. 한국 사찰에서는 그늘에 저장하거나 양지에 저장하는 것, 반양반음 등의 다양한 발효 방법을 모색하고 있다. 그리고 각 음식에 맞는 발효 방법과 시기 등을 적용함으로써 그 특성이 어우러지도록 한다. 미생물이 각종 효소를 분비시켜 몸에 잘 흡수되도록 만드는 한국의 발효음식은 이미 세계에서도 유명하다. 특히 김치는 일본, 미국, 유럽에서도 많은 인기를 끌어 외국인 요리사들이 김치 담는 법을 배워가고 우리나라의 재료들로 김치를 담그려는 열성까지 보이고 있다.

된장이나 김치와 마찬가지로 여러 가지 효소, 식초류, 장아찌들도 발효음식이며 저장음식에 속한다. 이들은 영양분을 흡수하고 몸에 남아 있는 찌꺼기들을 잘 배출하도록 도와주는 역할을 하며 항암 효과나 성인병, 고지혈증, 동맥경화 등을 일으키는 콜레스테롤 수치도 낮추어주기 때문에 건강식으로 더욱 각광받고 있다.

예전에는 겨울에 먹을 음식들을 미리 저장해두는 의미로 두부장을 만들어놓거나 서리 내릴 때 감을 항아리에 넣어두기도 하고 고구마를 삶거나 잘라서 말리기도 했다. 또한 감식초 등의 초절임 혹은 감장아찌 같은 장절임, 소금절임, 각종 장아찌, 장류 등 여러 가지 종류를 저장 식품으로 개발했고, 대부분의 음식들을 알맞게 발효시켜 풍미와 흡수가 용이하도록 만들었다. 이처럼 영양소의 파괴가 덜하면서도 오래 보관하여 먹을 수 있고 채소를 먹지 못해 초래되는 영양 불균형을 해소하기 위한 요리들이 긴 세월 동안 이어져 내려왔다. 그리고 이에 큰 역할을 해온 것이 사찰이다.

재료를 제대로 알고 쓰면 재료 자체로도 훌륭한 약이 되고, 재료의 특성에 맞는 조리법으로 요리를 하면 소화 흡수가 더욱 용이하게 되어 지혜의 밥상이 차려진다. 이렇게 기와 혈 순환이 잘 이루어지면 자연스럽게 약리 작용이 일어나고, 음식과 약은 조화롭게 어우러져 우리에게 건강한 기운을 전해주게 된다. 이처럼 제철에 나는 재료들은 약재나 약용식물처럼 건강을 회복시키는 데 많은 도움을 준다.

　이러한 자연식의 백미가 바로 발효음식이다. 발효는 미생물이 자연환경에서 각종 효소를 분비하여 최종 산물을 만드는 것인데, 이것은 소화 흡수에 좋고 화학적 독소도 없애준다. 대표적 발효음식으로는 김치와 된장, 간장, 청국장, 고추장, 식초, 식혜 등이 있다. 발효음식은 깊은 맛을 더해줄 뿐만 아니라 콜레스테롤 수치도 낮춰주고 항암 효과와 성인병 예방에도 도움이 되는 기특한 음식이다.

　발효음식은 절기에 맞춰 재료를 준비하고 발효되는 순서에 따라 하나하나 만들어가고 또 만들어지는 수행의 음식이다. 한국의 대표 발효음식인 된장을 만드는 것도 예외가 아니다. 가을 들판에서 콩 타작이 끝나면 먼저 메주를 만든다. 메주를 만들 때에는 좋은 유기농 콩과 간수를 뺀 천일염, 깨끗한 물을 구하는 등의 절차가 간단하지 않은데 이렇게 콩을 삶아 만든 메주를 잘 띄워서 겨우내 건조시켰다가 음력 정월이 되면 된장 담기에 들어간다. 먼저 메주를 깨끗이 씻어 말린 후 물기 없는 항아리에 담는다. 염도 18도 정도로 농도가 잘 맞춰진 깨끗한 소금물을 항아리에 붓고 숯과 마른 고추, 마른 다시마

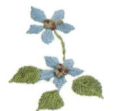

대안스님의
마음설레는
레 시 피

등을 넣은 후 항아리 어깨에 새끼줄을 둘러준다. 이제 메주가 숙성되기를 기다리기만 하면 된다. 60일 정도가 지나면 메주가 숙성되는데 숙성된 메주를 건져내 정성껏 치댄 후 덩어리를 으깨고 꾹꾹 눌러서 항아리에 담는다. 된장 위에 삼베를 깔고 벌레막이 웃소금을 넉넉하게 뿌린 후 한지나 면 보자기로 잘 밀봉한다. 1년이 지나면 먹을 수 있는데 오래 숙성시킬수록 좀 더 깊은 맛을 낸다. 이때 된장 찌꺼기와 장물을 잘 봉하여 다시 숙성시키면 맛깔스럽고 깊은 향을 풍기는 간장이 된다.

호주 출신의 호텔 수석 요리사 닉 플린(Mr. Nick Flynn)은 고추장, 된장, 간장을 차례로 맛보고는 아주 복잡하고도 정교한 맛이라며 감탄을 금치 못했다. 이는 그가 여태껏 느낄 수 없었던 소스의 한 패러다임이었을 것이다.

절집
재료

산과 들에서 채취하거나 재배되는 모든 식물은 뿌리, 줄기, 잎, 꽃, 열매 모두가 각기 다른 성질을 가지고 있다. 각각의 신경세포가 파동의 운동 수에 따라 움직임을 달리하기 때문이다. 모든 뿌리가 같은 영양소를 가지고 있지 않듯이 각 부분도 열성이거나 냉성이거나 무색무미 등 각기 다른 성질을 지니고 있는 것이다. 또한 토질, 기후 풍토, 재배 환경에 따라 각각 다른 영양소를 지니게 되는데 잎채소, 산야초, 뿌리채소, 덩이채소 등 모두 다른 성분을 통해 우리에게 이로움을 전달해준다.

양배추는 백색 식물로 잎채소에 속한다. 백색의 성품은 금으로 폐, 대장을 돕고, 잎은 광합성을 통해 곡류의 소화를 돕는다. 맛도 단맛으로 토의 성품을 함께 가지고 있다. 양배추는 전체가 요리로 쓰이는 채소로 위에 좋은 성분을 갖고 있으며 특히 열성 체질에 좋다. 그냥 먹는 것보다는 쪄서 먹는 것이 영양과 흡수 면에서 더 유익하다.

산야초는 대부분 푸른색 채소다. 해독 기능을 지닌 산야초는 간에 좋은 재료로 소화 흡수를 거쳐서 간으로 이동하게 된다. 특히 산야초에 함유된 파이토케미칼은 항산화 작용을 하여 노화를 방지해준다. 하지만 산야초는 그 성질이 강해 성품에 따라 잘 조리해서 먹어야 한다.

대부분 흰빛을 띠는 뿌리채소는 본래 자신의 성품을 유지하면서 땅속 깊은 곳에 뿌리를 내리고 근기를 품은 채 머무른다. 그래서 우리의 근골을 채우는 뼈에 좋은 성분이 풍부하고 폐와 대장을 돕는 물질이 많다. 그중 연근은 물이 낀 토양에서 자라지만 금의 성품을 지니고 있는데 구멍이 뚫린 모양은 뼈에 붙은 근육에 해당된다. 《동의보감》에는 근육통에 연근의 생즙을 짜서 마시고 따뜻한 방에서 자고 나면 증상이 완화된다고 적혀 있다. 이는 연근이 산소가 드나드는 근

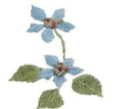

대안스님의
마음설레는
레 시 피

골의 뼈세포를 키우는 역할을 돕기 때문인데 건강한 폐가 뼈세포를 키우는 원리를 보자면 폐에도 도움이 된다고 할 수 있다. 폐의 건강은 습윤과 보습이 필수요소인데 백색의 뿌리채소가 이를 제공해주는 역할을 하는 것이다.

단호박 같은 채소는 한 덩어리로 자라므로 덩이식물이라고 한다. 흙의 성질을 지닌 덩이채소는 위, 비장, 췌장, 쓸개 등에 영향을 주는 식물로 오행 중 토에 속하며, 단맛을 낸다. 채소는 각기 다른 맛과 향을 품고 있는데 우리 몸에는 향보다 맛의 요소가 더 소용된다.

이처럼 부분별로 각기 다른 특징을 지니고 있는 채소들은 음식 재료로 사용할 때 각 재료가 지니고 있는 고유의 특징에 맞추어 요리하는 것이 중요하다.

절집 음식의 중추, 버섯과 두부

가을은 버섯의 계절이다. 지금은 저장 시설이 발달하여 마트나 시장에서 언제든지 버섯을 구할 수 있지만 20년 전만 해도 제철이 아니고는 맛을 보기 어려운 재료 중 하나가 바로 버섯이었다. 제철에 나는 재료로 요리를 하는 것도 중요하지만 때로는 재료에 대해 유연성을 가지고 영양소를 갖추는 일도 여법한 일이다.

버섯은 보통 첫 번째가 능이, 둘째가 표고, 셋째가 송이라고 말한다. 여기에 나는 석이를 넣어 특석이라고 부르곤 한다. 능이는 9월쯤 참나무가 많은 곳이나 토질 좋은 능선에서 한 달 정도 채집할 수 있다. 재배가 안 되는 능이는 희귀한 버섯으로 더욱 귀하게 다루어진다. 이를 저장하기 위해서 소금에 절여서 보관하기도 하고 그늘에서 건조시켜 향을 보존하기도 한다. 능이차나 능이회를 먹으면 그 향이 하루 종일 코끝을 맴돌 정도로 능이의 향은 일품이다.

10월은 솔밭 여기저기서 삐죽이 올라오다가 성큼 모습을 드러내는 송이를 채집할 수 있는 시기다. 송이는 해인사 송이가 으뜸인데 향이 다른 지역보다 월등하며 자태가 고와 풍미를 더해준다. 해인사 송이는 삼일식당에서 제대로 맛볼 수 있는데 인심 좋고 심신 있는 보살님의 넉넉한 마음까지 덤으로 얻을 수 있다. 송이는 구워서 소금 기름에 찍어 먹는 것이 일반적이지만 호박잎에 싸서 찜을 해먹으면 담백한 맛을 즐길 수 있다. 나는 주로 향과 맛이 부드러운 '송이애호박만두'를 만든다. 신선한 송이와 애호박을 곱게 채 쳐서 죽염과 참기름을 넣고 조물조물 무친 후 만두피에 넣어 찌는 요리로 찜통에서 10분 정도 찌면 되는데 김이 올라올 때에는 송이 향이 주방을 가득 채우고도 남는다.

꾀꼬리버섯은 송이, 곰보버섯과 같은 시기에 채집할 수 있는 버섯으로 자실체가 작아서 채집이 어렵지만 계속 같은 자리에서만 자라기 때문에 장소만 익혀두면 보다 수월하게 채집할 수 있다. 꾀꼬리가 얼굴을 쳐들고 노래 부르는 모습을 닮았다 하여 꾀꼬리버섯이라 부르는 이 버섯은 노란색과 주황색이 섞인 고운 빛을 띤다. 생육하기 좋은 환경에서는 마치 커다란 융단이 펼쳐져 있는 것처럼 운집해 있

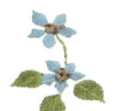

대안스님의
마음설레는
레 시 피

는데 그 모습이 무척이나 아름답다. 서양에서도 인기가 좋은 이 버섯은 애호박과 함께 들기름에 볶아 먹을 때 가장 향이 좋으며, 여러 버섯요리에 부재료로 사용되기도 한다.

싸리버섯은 재배가 되지 않아 갈수록 채취하기가 어려워지는 버섯 중 하나다. 하지만 문경과 상주지방에서는 아직 싸리버섯을 많이 볼 수 있다. 식용 싸리버섯은 맛이 좋아 중국, 일본 등에서 인기가 많다. 싸리버섯은 반드시 삶아 물에 우려낸 후 볶아 먹어야 하는데 그 향이 꽤 독특하다. 특히 독버섯에서 식용으로 바뀐 좀나무싸리버섯은 쌀뜨물에 담가 놓았다가 우러나온 검은 물을 버리고 요리하면 맛이 좋다.

밤버섯, 국버섯, 노루궁뎅이버섯 등도 먹을 수 있는 버섯으로 끓는 물에 데쳐서 초장을 곁들어 먹으면 된다. 이러한 버섯들을 조금 더 변신시킨 요리가 '버섯탕수'다. 버섯탕수는 사찰 행사마다 빠지지 않고 상에 오르는 단골 메뉴로 갖가지 채소와 표고버섯을 바삭하게 튀겨 전분소스에 덮어내는 요리다. 남녀노소 누구나 부담 없이 즐길 수 있는 버섯탕수는 채식 전문 음식점의 장수 메뉴 중 하나로도 꼽힌다. 내가 주로 만드는 버섯 요리는 일곱 가지 버섯과 일곱 가지 채소를 곁들인 '버섯칠보채'인데 버섯을 튀기지 않고 날로 볶아내는 요리로 맛과 향이 부드럽게 조화를 이뤄 사람들에게 꽤 많은 인기를 얻고 있다. 버섯은 얼큰하게 고춧가루를 넣어 찜을 할 수도 있고, 온 식구가 둘러앉아 먹을 수 있도록 전골을 끓이기도 하고, 또 갖은 견과류와 만나면 버섯편육이 되기도 하다. 버섯편육은 버섯에 한천을 넣고 틀에 넣어 굳힌 것인데 고기 편육처럼 쫀득한 모양과 독특한 식감을 즐길 수 있다. 느타리와 팽이, 양송이, 새송이 등도 전이나 구이, 찜에 활용 가능한 버섯들이다. 특히 느타리는 물에 살짝 데쳐서 전분을 바른 다음 치자 물로 반죽을 만들어 하나씩 구워내면 멋진 느타리전이 된다. 사찰에서는 명절마다 삼색버섯산적을 만드는데 표고와 당근, 미나리를 같은 크기로 잘라 꼬지에 끼운 후 반죽을 묻혀 잘 달구어진 팬에 구워내는 요리로 스님들께도 인기가 좋은 메뉴다. 버섯이 들어간 들깨밀전병 역시 삼색버섯산적보다 만드는 법은 간단하지만 맛은 결코 뒤처지지 않는 훌륭한 버섯 요리다.

버섯은 불교의 무아와 공을 가장 먼저 터득한 식재료일지도 모른다. 제 본체는 없이 숙주에 기생하며 종균을 퍼뜨려서 번식 성장하는 존재이기 때문이다. 인간 역시 자신의 주체는 없이 부모라는 숙주에 기대어 몸을 키우고 하나의 완성된 포자로 살다가 생을 마감하는 것이 버섯과 다를 바 없다는 생각이 든다.

절집의 대표 음식이라 할 수 있는 두부가 우리나라에 들어온 시기는 문헌마다 차이가 있으나 당나라 유학승에 의해 들어온 것으로 알려져 있다. 문헌에 처음 등장한 것은 이색(李穡, 1328~1396)의 《목은집(牧隱集)》에 "나물죽도 오래 먹으니 맛이 없는데 두부가 새로운 맛을 돋우어주어 늙은 몸이 양생하기 더 없이 좋다"라는 대목이다. 고려

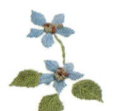

대안스님의
마음설레는
레 시 피

말의 대학자 권근(權近, 1352~1409)도 《양촌집(陽村集)》에서 "누렇게 익은 콩이 눈같이 하얀 물을 뿜고 펄펄 끓는 가마솥 불을 정성들여 거둔다. 기름이 번지르르한 동이 뚜껑을 열고 옥같이 자른 것이 밥상 가득 쌓인다"라고 하며 두부가 만들어지는 모습을 적고 있다.

두부에 대한 기록을 살펴보면 조선시대 때 왕릉 근처에 능침사찰을 세우고 이들 사찰을 조포사(造泡寺)로 정하여 두부 만드는 일을 맡겼다는 기록이 전해져온다. 숭유억불사상을 대변하는 이 기록은 두부가 절집에서 만들어지게 되었다는 사실을 말해준다. 그리고 오랜 세월을 지나오면서 두부는 절집의 대표 음식이 되었다. 총림의 사찰에서는 자체적으로 방앗간을 구비하고 그곳에서 떡과 두부를 직접 만들어 먹기도 했다. 그렇게 힘들게 만든 두부는 단백질이 부족한 절집의 영양을 보충해주었다.

콩에 들어 있는 레시틴은 두뇌의 구성 성분인 지질의 공급원으로 우리 뇌에서 수분을 제외하고 30%나 차지하는 물질이다. 또한 레시틴은 우리 몸의 세포막을 구성하고, 혈액 속에서 자유롭지 못한 지방 성분을 둘러싸서 이동하기 쉬운 형태로 만들어주는 위대한 물질이다. 뇌의 정보 전달 물질인 아세틴콜린의 원료가 되기도 하는 레시틴은 활성산소를 차단해서 세포의 노화를 막아준다. 콩으로 만든 음식이 겨울철에 좋은 이유는 몸 밖으로 빼앗기기 쉬운 체온을 유지시켜주는 지방과 단백질이 풍부하고 우리 몸의 에너지원이 되어주기 때문이다. 또한 콩으로 만든 음식은 두뇌에 좋은 음식으로 양질의 영양소를 제공해준다. 우리 조상들은 겨울철 부족한 비타민을 보충하기 위해 방 안에서 콩나물을 기르기도 했다. 지금은 쉽게 구할 수 있는 재료 중 하나가 콩나물이지만 예전에는 집에서 기르지 않으면 좀처럼 구하기 힘든 재료였던 것이다.

두부 역시 콩으로 만든 음식이다. 불린 콩을 갈아서 끓이다가 거른 다음 간수를 쳐서 응고시킨 것이 두부인데 이런 두부는 95%의 소화력을 가지고 있다. 반면 날콩을 볶아서 먹었을 때는 소화력이 60% 정도에 그친다. 발효 음식인 된장이나 청국장은 85%, 두부를 삭힌 두부장은 100%의 소화력을 갖고 있다.

겨울철에 먹기 좋은 두부 요리로는 뭐니 뭐니 해도 두부전골을 꼽을 수 있겠다. 버섯과 갖은 채소들을 전골냄비에 가지런히 담고 무, 다시마, 표고버섯을 넣고 끓인 채수물을 부은 후 된장과 고추장, 고춧가루로 만든 양념장을 풀어 넣으면 얼큰하고 구수한 두부전골이 만들어진다. 또한 두부와 무를 넣고 끓이다가 된장을 풀어 넣고 고추를 썰어 넣은 다음 고춧가루를 넣으면 얼큰한 된장찌개가 완성된다. 구수한 두부청국장 역시 채수물에 어슷썰기로 썬 무를 넣고 익은 김치를 송송 썰어 넣은 후 두부를 넣어 끓이면 된다. 두부와 무, 마른 표고버섯을 넣고 만드는 두부찜은 고춧가루와 집간장, 들기름을 넣고 국물을 넉넉히 부어 오래도록 끓여내면 되는데 무의 단맛과 두부의 고소한 맛이 매운 양념과 잘 어우러져 추위를 잊게 해준다. 저장 음식인 두부장아찌는 두부를 노릇하게 구운 후 장물을 끓여 부어놓

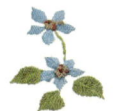

대안스님의
마음설레는
레 시 피

으면 된다. 두부는 설날에 먹는 만두에도 빠지지 않고 쓰인다. 만두에 들어가는 두부는 물기를 짜낸 후 소금과 참기름을 넣고 치댄 다음 팬에 물기 없이 볶아야 한다. 그래야만 만두에 넣을 다른 재료들이 서로 잘 엉겨 붙어서 쉽게 만두를 빚을 수 있다.

옛 문헌 속에는 두부를 천으로 싸서 된장독에 박아 두었다가 장물이 들면 꺼내어 먹던 발효 음식인 '두부장'이 소개되어 있기도 하다. 김장김치가 잘 익은 정월이 되면 생두부에 김치를 걸쳐 먹으며 김치의 색다른 맛을 즐기기도 했는데 이처럼 두부는 예부터 서민들의 허한 속을 달래주는 고마운 존재였다. 얼마 전 EBS의 〈최고의 요리비결〉이라는 프로그램에서 얼큰떡찜을 선보였는데 이는 옛날식으로 떡찜에 두부를 넣은 요리로 떡볶이보다 담백하고 영양도 골고루 갖추고 있기 때문에 한식의 풍성함을 느끼기에 부족함이 없는 두부 요리다.

구기자

탱글탱글 빨간 구기자는 시장에서 손쉽게 구할 수 있는 약용식물로 간장과 신장을 보호해주고 정력을 보강해주며 독성이 없어 부작용도 없다. 너무나 몸에 좋다보니 벌레들도 극성을 부리며 달려드는 게 흠이라면 흠이다. 신장을 보호해주니 눈에도 이롭고 고혈압, 허리 강화, 신경통, 빈혈, 암 예방에도 효과가 좋다. 변비와 위궤양에도 좋으니 거의 만병을 통치하는 수준의 식물이라 할 수 있다.

구기자는 주로 차로 음용하지만 인절미를 해먹거나 구기자호박떡, 구기자마죽, 구기자스콘 등의 특별식으로도 즐길 수 있다. 날것으로 쓰기보다 법제하는 것이 좋은데 이는 단맛이 강한 구기자에는 벌레들이 많이 들러붙어 열매를 얻기 위한 살충제 사용이 불가피하기 때문이다. 그래서 법제가 중요한 것인데 알코올 성분이 있는 정종이나 소주에 아홉 번을 덖어서 말리면 윤기가 자르르 흐르면서 감칠맛이 나게 된다. 이렇게 법제해서 음식이나 차에 사용하면 건강하고 맛좋은 음식을 만들 수 있다.

가지

가지는 93%가 수분으로 구성되어 있다. 단백질, 탄수화물, 칼슘, 비타민, 미네랄 등이 풍부하게 함유된 가지는 장 기능을 강화시켜 변비 및 장 질환을 개선해주고, 폴리페놀 성분이 발암물질을 억제해준다. 특히 비타민 함유량이 높아 피로 회복에 좋다. 가지는 그 성질이 차기 때문에 꾸준히 먹으면 염증이나 해열 치료에 효과를 볼 수 있다. 여름에 손쉽게 해먹을 수 있는 가지나물이나 가지냉국, 가지전뿐만 아니라 갖가지 채소와 가지를 튀긴 후 유자소스를 올려먹는 가지튀김샐러드, 갖가지 버섯을 사이사이에 넣어서 만든 가지선 같은 특별식 모두 건강 요리다. 어느 해에는 가지가 지나치게 풍작이어서 수확을 멈출 수 없었는데 그때 고안해낸 것이 가지파스타이다. 가지파스타는 먼저 가지 껍질을 벗겨내고 찜통에 찐 후 우유 반 컵 정도와

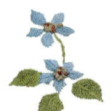

대안스님의
마음설레는
레 시 피

함께 믹서에 갈아놓은 다음 이것을 냄비에 넣고 끓이다가 모차렐라 치즈를 넣는다. 치즈가 녹고 고소한 향이 맴돌 때쯤 파스타면을 넣고 함께 버무리면서 진득해질 때까지 가열하면 신비로운 보랏빛 향이 풍성한 가지파스타가 완성된다.

갓

가을은 김장을 하면서 곧 다가올 겨울을 대비하는 계절이다. 김장을 할 때 배추에 갓을 넣으면 김치가 무르지 않는 자연의 오묘함을 체험할 수 있다. 갓은 에스트로겐을 생성시키고 철분을 보강해주는 역할을 하는데 이것은 숙성했을 때 그 맛과 영양이 더욱 풍부해진다. 갓김치가 숙성되면 김치와 마찬가지로 유산균이 생겨 소화 흡수는 물론 대장에서 분변이 잘 소통될 수 있도록 도와준다. 이때 생성되는 유산균은 요구르트와 같은 동물성이 아닌 식물성으로 우리 몸에 100% 흡수될 뿐만 아니라 몸속에서 죽지 않고 끝까지 제 역할을 다 해낸다.

고구마

요즘에는 호박고구마, 밤고구마, 자색고구마 등 다양한 종류의 고구마를 맛볼 수 있다. 다이어트 식품으로 각광받고 있는 고구마는 피자의 토핑으로도 쓰일 만큼 남녀노소 누구나 부담 없이 즐길 수 있는 식재료다. 미인이 되려면 고구마를 먹으라는 말도 있듯이 고구마의 점액질은 보습 효과가 탁월하다. 수분이 날아가는 것을 막아주기 때문에 피부에 이로운 작용을 하지만 많이 먹으면 소화 장애가 올 수도 있다. 그래서 예부터 고구마를 먹을 때 김치를 함께 곁들이는 지혜가 이어져온 것이다. 특히 자색고구마, 호박고구마는 노화를 방지하는 항산화 작용이 일반 고구마보다 20배 이상이나 높다. 고구마를 이용한 요리 가운데 고구마잡채말이는 간식이나 다이어트 식단으로 그만이다. 잡채를 김에 말아 튀긴 김말이튀김은 너무 기름지고 느끼하여 건강에 좋지 않은 영향을 미친다. 그래서 아이들이 좋아하는 김말이튀김을 대신할 만한, 느끼하지 않고 건강에도 좋은 요리를 찾다가 개발해낸 것이 바로 고구마잡채말이다. 먼저 고구마를 으깨어 소금과 참기름으로 밑간을 하고 김 위에 깐 후 잡채를 넣고 돌돌 만다. 튀김옷을 만들어 두 번 정도 튀겨낸 후 기름을 빼면 담백하고 고소한 튀김 요리인 고구마잡채말이가 완성된다. 아이들에게 특별한 간식이 되어주는 고구마잡채말이는 맛과 멋 그리고 건강을 동시에 충족시켜 주는 착한 음식이다.

메밀

메밀꽃에서 나오는 메밀에는 루틴 성분과 아미노산이 많이 함유되어 있다. 메밀을 도정할 때에는 겉껍질만 벗겨내는 정도가 적당하다. 검은 음식인 메밀은 루틴 성분을 풍부하게 지니고 있어서 동맥경화, 고혈압, 녹내장, 당뇨병, 암의 예방과 치료에 도움을 주며, 변비,

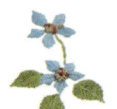

설사, 딸꾹질, 치근막염, 잇몸 출혈, 구취 제거, 당뇨에도 효과가 있다. 찬 성질의 메밀은 가루를 내어 꿀을 넣고 주스처럼 마시거나 국수, 수제비, 부침개, 묵으로 먹어도 좋다. 몸이 차가운 사람은 무와 함께 먹으면 좋은데 소화 흡수가 원활해질 뿐만 아니라 장의 독소를 제거해주는 효과가 있기 때문이다.

더덕

산을 걷노라면 쌉싸래한 더덕 향기가 코끝을 간질이며 입맛을 유혹한다. 더덕의 주성분은 사포닌으로 인삼과 동일하다. 그래서 예로부터 식용과 약용으로 많이 사용돼왔다. 산더덕은 향이 진하고 약성이 뛰어난데 오래된 더덕 속에 물이 고인 것은 명현 작용(瞑眩作用)을 한다 하여 불로장생 약으로도 널리 알려져 있다. 우수한 약리 작용으로 혈압 하강, 젖의 분비 촉진, 조혈 및 항피로 작용, 건위제, 자양강장제 등에 널리 쓰인다. 더덕은 조물조물 무쳐서 생채로 먹으면 상큼한 향을 고스란히 느낄 수 있다. 별미를 즐기고 싶다면 참기름, 고추장, 조청으로 양념을 해서 팬이나 그릴에 살짝 구워보자. 또한 가을 더덕으로 만든 장아찌는 깊은 향이 배어들어 정갈한 맛을 자아낸다.

도라지

별을 닮은 흰빛, 보랏빛의 단아한 꽃만큼이나 신비한 효능을 지니고 있는 것이 도라지다. 그 효능이 인삼에 뒤지지 않을 정도인데 감기, 기관지염은 물론 노화, 숙취, 이뇨, 신장염 등에 탁월한 효과가 있다고 알려져 있다. 《동의보감》에는 도라지의 효능이 278종이나 기록되어 있는데 그중에서도 도라지는 피를 보충해주고 몸을 따뜻하게 해주어 순환에 좋다고 적혀 있다. 이렇게 귀한 도라지는 뿌리음식으로 기침과 가래를 진정시키고 인후통도 다스려준다. 도라지에 꿀을 넣고 달여서 따끈한 상태로 입 안에 머금고 있다가 천천히 삼키는 식으로 음용하면 인후통을 가라앉힐 수 있다. 곰팡이가 핀 곳에 도라지 효소를 뿌려놓으면 곰팡이가 사라질 정도로 성질이 강한데 도라지의 알싸한 맛 역시 그 때문이다. 이런 알싸함은 물이나 쌀뜨물에 담가놓으면 곧 중화된다. 봄에 채취한 도라지는 곱게 채를 쳐서 참기름과 집간장을 넣고 살짝 볶아 먹으면 도라지의 맛과 향을 고스란히 느낄 수 있다. 감기에 걸렸거나 기관지가 안 좋을 때 달여 먹는 것도 좋지만 반찬으로 만들어 꾸준히 먹으면 몸속 가득 건강한 기운이 채워질 것이다.

매실

봄에 피는 매화는 그 자태도 고울 뿐 아니라 향도 좋아서 백가지 산야초로 만드는 백초차에 말려 넣거나 녹차에 살짝 띄워놓으면 정갈하고 은은한 향기를 마실 수 있다. 매화 안에 숨어 있던 씨앗이 발아되면 매실이라는 결실을 맺게 되는데, 매실은 주로 매실청이나 장

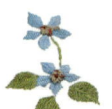

아찌로 만들어 먹는다. 소금에 절여 만든 장아찌에 조청과 집간장을 조금씩만 넣어서 다져놓으면 비빔밥이나 단맛을 필요로 하는 음식 등에 요긴하게 사용할 수 있는데 미감이 한층 부드럽고 상큼해진다. 매실은 구연산 성분이 많아서 더위를 이겨낼 수 있도록 도와주고, 살균, 항균, 식중독 예방, 위장 장애나 위산 과다에도 효과적이다. 자장면을 먹을 때 면에 물이 많이 생기는 사람은 위산이 많기 때문인데 매실청을 식사 전에 한 수저씩만 먹으면 위산 과다가 조절된다. 또한 매실은 소화가 안 돼서 더부룩할 때, 배탈 설사, 피로 회복에도 좋은 알칼리성 식품이다.

민들레

마당이나 담벼락 밑에 씨앗을 뿌려놓으면 이듬해에 뾰족이 고개를 쳐드는 민들레를 만날 수 있다. 민들레는 세계 도처에 수백 종의 민들레가 있으나 그중 국내에서 자라는 흰 민들레가 가장 약성이 뛰어나다. 민들레 뿌리를 톡 떼어보면 하얀 진액이 나오는데 그것이 바로 천연 항생제다. 고들빼기와 마찬가지로 상처 부위에 민들레를 바르면 소염 작용을 한다. 민들레 생잎은 엑기스를 내어 아침, 저녁으로 복용하면 위장 장애에 효과를 볼 수 있다. 민들레의 성분은 카로티노이드, 테락사신, 테르페노이드, 트리테펜스, 콜린, 탄닌, 스테롤, 각종 미네랄, 나트륨, 칼슘, 마그네슘, 철분, 아연, β-카로틴, 비타민 등으로 《한국본초도감》에 임상 보고된 바에 의하면 수하 불량, 습관성 변비에 유효하며, 급성 유선염에 화농이 안 되었을 때, 급성 요도염에 소염 및 이뇨 작용을 한다. 급성 인후염에는 민들레 달인 물을 입 안에 머금고 있으면 효과를 볼 수 있고, 급성 황달형 간염이나 각막이 혼탁하여 물체를 잘 보지 못하는 경우에도 쓰인다. 화상을 입었을 때에는 민들레를 짓찧어 붙이는데 이는 피부에 생긴 사마귀를 떼어내는 데도 효과가 있다고 한다. 진액이나 생즙, 뿌리를 말려 가루로 만들거나 나물, 쌈으로 먹어도 좋다.

상추

상추에는 피를 만드는 요소인 철분이 많아 혈액을 증가시키고 피를 맑게 하여 세계적으로 많이 이용되는 채소 중의 하나다. 상추를 재배하기 시작한 때는 고대 이집트의 벽화에 상추 먹는 그림이 있는 것으로 보아 기원전 4500년경으로 추정된다. 이렇게 오랜 세월을 인간과 함께한 상추는 재배도 쉬운데, 화분에 다섯 모종만 심고 물만 잘 주어도 성장 속도가 빨라 실컷 따 먹을 수 있다. 참기름에 살짝 구운 두부를 상추에 싸 먹으면 마치 고기를 먹는 듯한 착각마저 들 정도다. 콩에서 단백질을 추출하여 만든 콩단백을 살짝 양념하여 볶은 후 상추에 싸 먹는 맛도 일품이다. 바닷물로 만든 두부는 그냥 먹어도 되지만 간수가 들어간 것은 한 번 데치거나 뜨거운 물에 담가두었다가 먹어야 한다.

흔해서 귀한 줄 몰랐던 상추는 그 효능을 알게 되면 결코 함부로

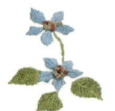

대안스님의
마음설레는
레 시 피

대할 수 없게 된다. 성질이 차가운 상추는 화병을 풀어주고, 머리를 맑게 해주며, 불면증 해소와 정력 증강 효과가 있고, 섬유소와 비타민이 풍부하기 때문에 동맥경화나 고혈압 예방에도 탁월하다. 우리 조상들은 상추를 '천금채'라고 불렀는데 고려시대에는 원나라로 끌려간 궁녀나 시녀들이 상추를 심어 먹으며 망국의 한을 달랬으며, 현대에 와서는 해외로 이민 간 동포들이 잔디 옆에 채마밭을 만들어 상추를 재배해 먹는다고 한다. 소변 출혈과 산모의 젖이 부족할 때 먹으면 좋고, 상추 잎 끝의 흰 즙은 진정 작용을 하며, 락투세린과 락투신이 있어 치아를 희게 하고 피를 맑게 해준다. 비타민A와 비타민B군, 철분과 칼슘, 히토신, 리신 등의 필수 아미노산이 풍부해 여성들에게 특히 좋은데, 철분과 필수 아미노산은 빈혈을 예방하고, 칼슘과 칼슘의 흡수를 돕는 비타민A는 갱년기 이후 여성들의 골다공증 예방에 효과적이다. 이 외에도 상추는 해독 작용을 함으로써 숙취 해소제로 적합하며, 독소 해독, 불면증, 피로 회복, 변비, 이뇨 작용, 피부 건강에도 도움이 된다.

총각무

'알타리무'라고도 불리는 총각무는 상투를 틀지 않은 총각의 머리와 비슷해서 붙여진 이름이라고 한다. 총각무는 잎과 줄기가 연하고 잔뿌리가 없는 것이 좋으며, 육질이 부드럽고 윤기가 있는 것을 고르는 것이 좋다. 무청은 선명한 초록빛을 띠며 색깔의 두께와 길이가 소담한 것을 고른다. 총각무를 손질할 때에는 무 껍질을 깎지 말고 깨끗이 씻어 껍질에 많이 함유된 비타민C의 손실을 최소화하는 것이 좋다. 총각무는 수분과 비타민C가 풍부해 기침에 특효가 있고, 무를 달여 먹으면 감기 예방에 좋으며, 감기에 걸린 후에도 순환이 잘 되어 회복 속도가 빨라진다. 무에는 소염 효과도 있어서 두통, 잇몸 출혈에 효과적이다. 무청은 나물이나 된장국, 청국장에 넣어 먹어도 좋고, 잘 말려서 겨울에 먹어도 좋다. 무에는 비타민C가 사과의 10배나 함유되어 있고 칼슘과 미네랄이 풍부하기 때문에 골다공증 예방에도 좋다.

애호박

애호박은 여름에 나오는 식재료로 품종에 따라 차이가 나지만 수분 함량이 88% 정도이고, 소량의 과당, 엿당, 덱스트린을 포함하고 있으며, 식이섬유가 다른 호박에 비해 적어 소화 흡수가 용이하다. 때문에 위장이 약한 사람이나 회복기 환자들에게 좋다. 또한 잘 익은 애호박의 당질은 녹말이 많고 유리당으로 설탕과 포도당이 많아서 조미료를 넣지 않아도 달큼하다. 애호박은 수분이 많아서 땀을 많이 흘리는 여름에 수분을 보충해주는 식재료다. 다른 채소들과 비교해볼 때 열량과 당질이 높고, 비타민E와 비타민C의 함량이 높으며, 비타민B$_1$, 나이아신 또한 다량 함유되어 있다. 또한 애호박에는 망간 16mg, 아연 0.14mg이 포함되어 있는데, 특히 아연은 성장과 발

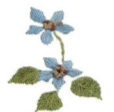

달, 생식 기능, 면역계에 필수적인 성분이다. 이 외에도 성장 호르몬과 같은 호르몬들과 상호작용을 한다. 애호박을 말린 애호박꼬지는 지용성인 비타민A, 비타민E가 풍부하기 때문에 기름에 볶아 먹으면 체내 흡수가 잘 되고 β-카로틴 함량도 높아 기름에 볶았을 때 흡수 효과가 커진다. 통통하게 살이 오른 애호박을 깨끗이 손질한 후 적당한 두께로 썰어 햇볕이 잘 들고 바람 잘 통하는 곳에 말리면 호박꼬지가 만들어지는데 이것은 생호박보다 칼륨의 함량이 10배가량이나 높다.

완두콩

부드럽고 달짝지근한 완두콩은 카로틴과 비타민C, 리아신, 콜린, 엽록소, 아미노산이 풍부하며 다른 콩류보다 비타민A와 식물성 섬유가 많다. 특히 글루타민산은 토마토보다 6배나 많이 함유되어 있다. 골다공증 예방, 항암 효과, 콜레스테롤 감소, 고혈압 예방, 당뇨 억제, 뇌의 활성화뿐만 아니라 노화나 비만을 방지해주기도 한다. 영양이 풍부한 완두콩은 매 끼니마다 밥에 넣어 먹는 것이 좋다. 찜 요리를 할 때 으깬 완두콩을 섞어도 좋고, 칼국수나 만두, 부침에 초록빛을 담고 싶을 때 잘 갈아서 넣으면 연둣빛 싱그러운 음식을 완성할 수 있다. 별미를 즐기고 싶다면 완두콩을 갈아 양념한 완두콩가스를 만들어 먹는 것도 좋겠다.

가죽

가죽자반으로 잘 알려진 가죽나무는 '가짜 죽나무'란 뜻으로 가중나무라고도 불린다. 4~5월경 어린잎을 따서 살짝 데친 다음 쌈을 싸서 먹기도 하고, 고추장을 발라 말려 두었다가 구워 먹기도 하며, 찹쌀 풀을 발라 말린 후 부각으로 만들어 먹기도 하는데 모두 향이 독특하다. 한방에서는 봄과 가을에 뿌리의 겉껍질을 채취하여 이질과 대하증, 설사, 장풍, 위궤양, 치질 치료 등에 쓴다. 그러나 많이 먹으면 심한 설사나 허탈감, 두통이 올 수도 있으니 주의해야 한다. 예전에는 가죽으로 김치를 담그기도 했으나 보통 잎을 따서 무쳐 먹거나 겉절이, 장아찌로 만들어 먹는 것이 일반적이다. 고추장을 넣어 만든 가죽장떡은 이색 간식으로서 색다른 맛과 향을 경험할 수 있게 해준다.

표고버섯

표고버섯은 봄, 여름, 가을에 걸쳐서 채집되는데 기를 돕고, 허기를 느끼지 않게 해주는 식재료다. 양질의 섬유질이 많아서 콜레스테롤의 체내 흡수를 억제시켜주고, 비타민D 성분으로 뼈에 칼슘을 공급하는 기능을 함으로써 아이들의 성장에 도움을 주는데 선천적으로 뼈가 약한 아이들에게 특히 좋다. 또한 표고버섯에 함유된 비타민E와 비타민F, 레시틴은 혈액 중의 콜레스테롤이 혈관에 남아 있지 않도록 저지하는 역할을 한다. 생리 작용을 하는 에리타데닌이라는 물

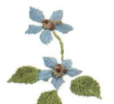

대안스님의
마음설레는
레 시 피

질은 혈압을 떨어뜨리는 효능이 있고, 당질이 있어 항종양성 성품을 지닌 식물이다. 면역 기능을 항진하는 KS-2를 함유하고 있어 감기 등의 잔병을 예방해주고 인플루엔자 바이러스의 감염에 대한 항바이러스를 활성화시킨다. 표고버섯으로 차를 끓여 마시면 골다공증뿐만 아니라 피부 미용에도 좋다.

송이버섯

《동의보감》에서는 송이에 대해 "송이는 맛이 매우 향미하고, 송기(松氣)가 있다. 산중 고송 밑에서 자라기 때문에 송기를 빌려서 생긴 것이라 할 수 있다. 그러므로 나무에서 나는 버섯 가운데서 으뜸가는 것이다"라고 설명하고 있다. 그래서 송이버섯은 '버섯의 왕자'라고도 불린다. 《조선왕조실록》에도 세종 때 명나라에 송이를 보낸 기록이 있는데 이는 송이의 우수성을 증명할 만한 근거이다. 좋은 송이는 갓의 백색 솜털의 피막이 터지지 않고, 자루가 토실하고 짧으며, 하얀 빛이 선명한 것이다. 송이버섯은 단백질과 비타민B_2, 비타민D가 풍부하며 버섯의 향과 맛을 내는 구아닐산이라는 성분이 들어 있다. 칼로리가 적어 다이어트 식품으로 좋고, 콜레스테롤 수치를 낮춰주어 고혈압, 심장병에도 좋다. 위와 장 기능을 활발하게 해주는 송이버섯은 허리와 무릎이 시릴 때 먹으면 좋다. 기 순환을 원활히 해서 손발 저림이나 기력 보강에 좋으며 다당체는 항암 작용까지 한다. 송이버섯은 짧은 시간에 씻어 향기를 보존한 후 생것을 찢어서 깨소금장에 찍어 먹어도 좋고, 결대로 찢어 살짝 굽거나 볶아서 먹어도 되며, 건조시켜 각종 음식에 첨가해도 좋다. 송이버섯밥이나 송이버섯전, 송이버섯죽도 일품이다.

절집 맛국물과 맛가루

사찰음식을 처음 먹어본 사람들은 대부분 음식에서 풍기는 자연의 향미와 그 담백함에 놀라며 감탄을 금치 못한다. 그다지 특별한 재료가 들어간 것 같지도 않은데 이상하게 젓가락질을 멈출 수 없다며 그 매력적인 맛에 고개를 갸우뚱하기도 한다. 기름지고 달달하진 않지만 개운하면서도 향긋한 맛에 절로 입맛을 다시게 되는 것이다. 절집 음식이 이처럼 사람들의 입맛을 사로잡는 까닭은 음식에 자연의 맛 그대로를 담아내기 때문이다. 그리고 맛에 윤기를 더하고 영양을 더해주는 맛국물과 맛가루 덕분이다.

다시마

다시마는 음식의 맛을 책임지는 절집의 대표 맛국물이다. 같은 양의 다시마가루와 표고가루를 넣고 끓이거나 마른 다시마와 마른 표고버섯을 마찬가지 방법으로 넣어 10분 정도 끓이면 된다. 다시마

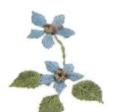

는 너무 오래 끓이면 쓴맛이 나거나 끈적거림이 심해지고 텁텁해질 수 있으므로 짧은 시간에 우려내는 것이 좋다. 이렇게 우려낸 다시마 국물을 음식에 넣어 요리하면 맛이 달짝지근해지고 부드러워진다. 다시마는 미역과 함께 미네랄의 보고라고 일컬어지는데 다시마에는 비타민E, 칼슘, 회분, 수용성 다당류인 알긴산 등이 풍부하게 들어 있다. 알긴산은 다시마의 끈적거림을 유발하는 물질로서 스펀지처럼 중금속이나 발암물질, 농약 잔류물 등을 흡수하여 몸 밖으로 내보내는 역할을 한다. 또한 장내에서 담즙산을 흡착시켜 장벽에 재흡수되는 것을 막아주기도 하고 변비나 혈압을 저하시키기도 한다. 갑상선 질환에 도움을 주고 대장의 활동을 원활하게 해주어 대장암 예방에도 효과적이다. 비타민C와 E가 풍부하게 들어 있어 피부를 윤택하게 해주며, 뼈를 튼튼하게 해주는 칼슘이나 마그네슘, 비타민K_2 등도 다량 함유되어 있어 골다공증 예방에 도움을 준다. 다시마 국물은 된장찌개나 김치찌개, 버섯전골 등의 각종 찌개류나 국, 칼국수, 떡국 등에 넣어 먹으면 음식의 감칠맛을 더해준다. 이유식의 기본 국물로 써도 좋고, 포만감을 주기 때문에 물 대신 먹으면 다이어트 식품으로도 그만이다. 건져낸 다시마는 집간장과 깨소금을 넣고 조물조물 무쳐 먹거나 고명으로 얹어도 좋다. 다시마가루는 잡채나 전분이 들어가는 음식에도 골고루 사용된다.

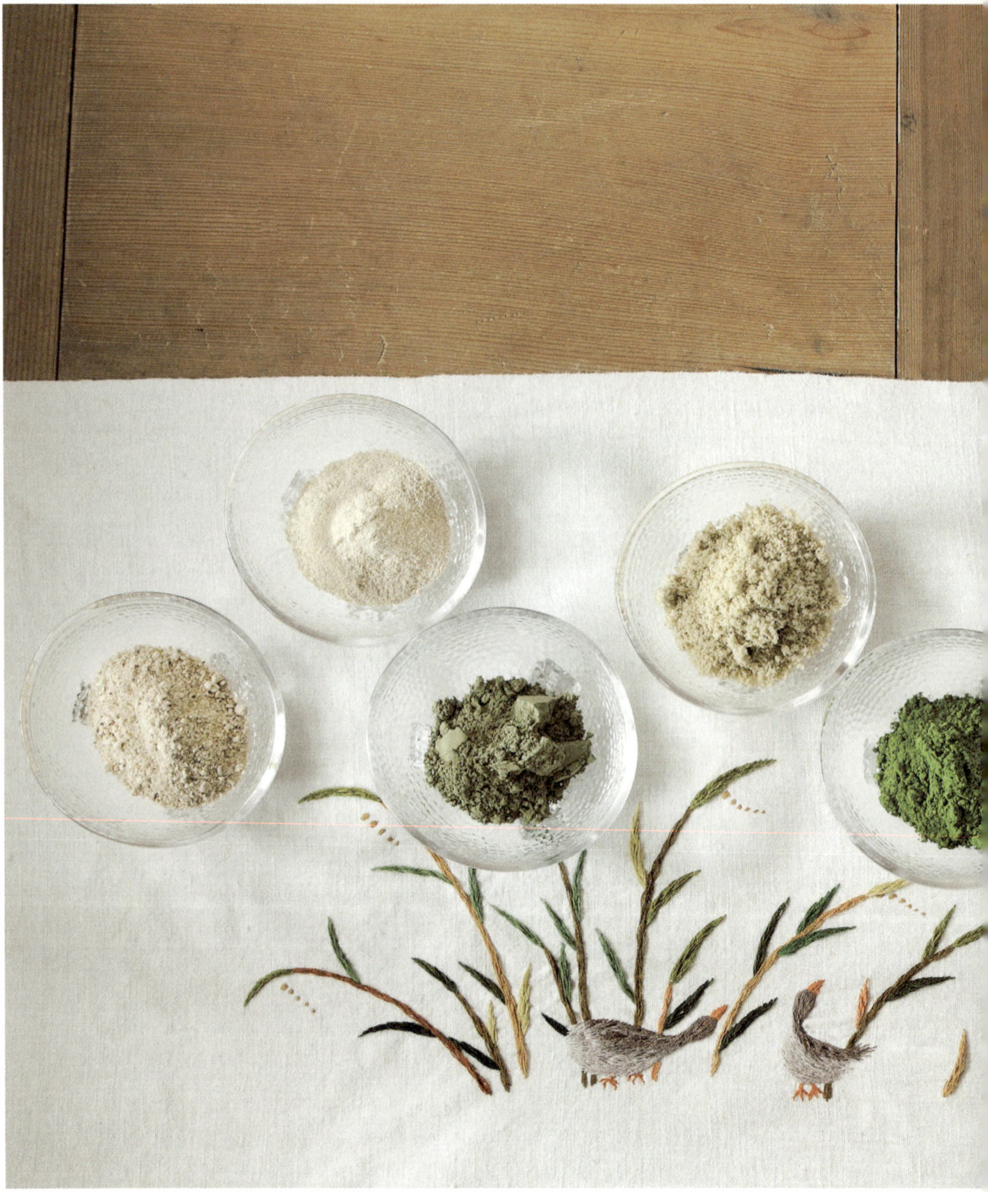

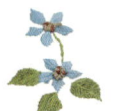

대안스님의

마음설레는

레 시 피

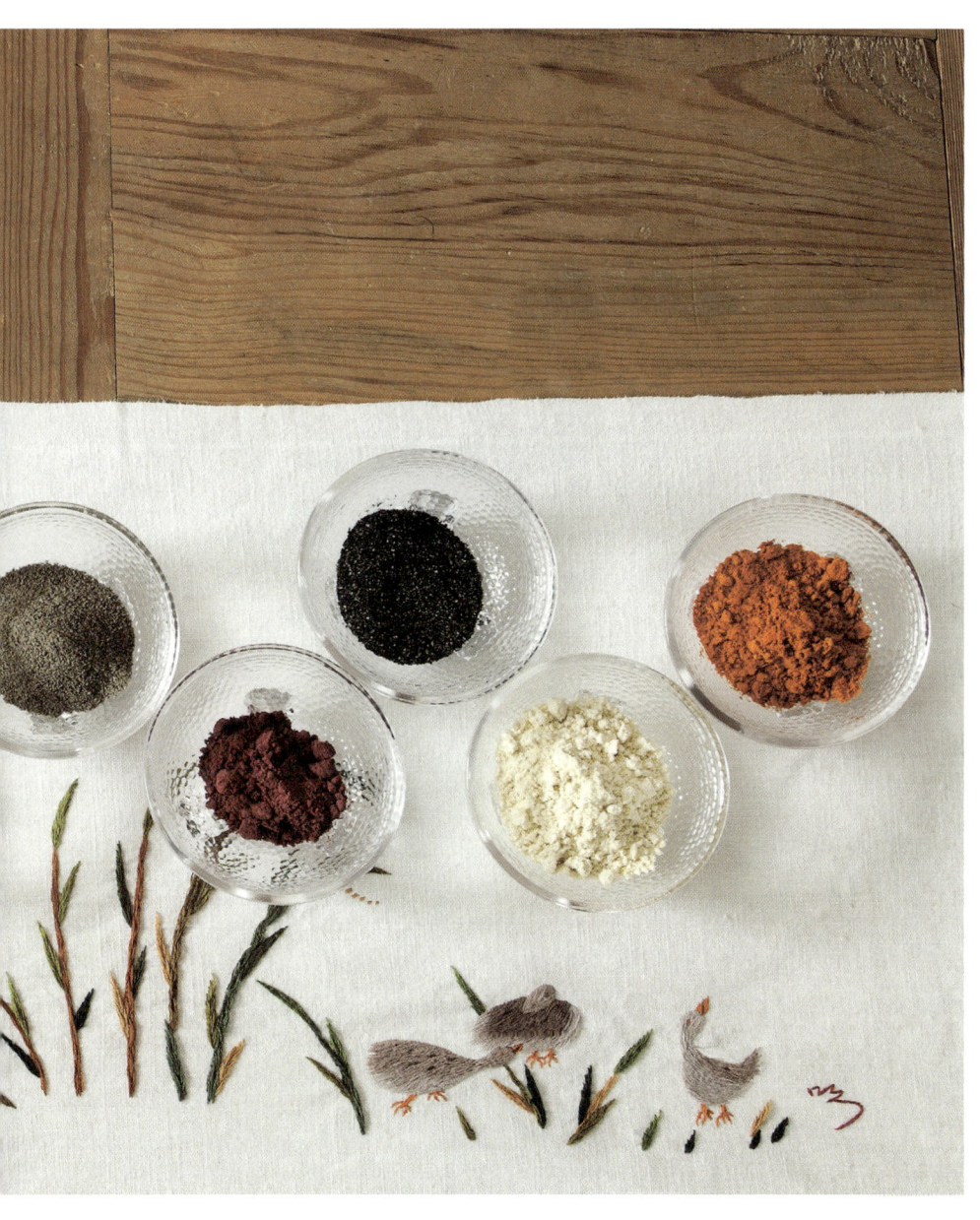

표고버섯

감칠맛을 내는 표고버섯은 음식의 향기를 더해주는 맛국물이다. 비타민D가 풍부해 골다공증에 좋고, 피로 회복이나 심장비대 예방에 도움을 준다. 또한 비타민 B_1, 입술이 짓무르는 구각, 구순염에 좋은 비타민 B_2, 피부염과 빈혈에 효과적인 비타민 B_6 등이 골고루 함유되어 있으며, 항암 효과에 효과적인 레티난과 정신을 맑게 해주는 레치오닌, 칼륨, 철, 인, 마그네슘 등이 풍부하게 들어 있어 서양에서는 생명의 영약, 신의 음식이라고도 불린다. 흐르는 물에 마른 표고버섯을 살짝 헹구어 생수에 넣고 한두 시간 우려낸 후 사용하면 되는데 진한 맛국물을 원한다면 서늘한 곳이나 냉장고에 하루 동안 넣어두면 된다. 건져낸 표고버섯은 볶아 먹거나 들깨가루와 무쳐 먹고, 전으로 부쳐 먹어도 좋다.

표고버섯은 열량이 낮아 다이어트 식품으로 인기가 많은데 다시마와 표고버섯을 우려낸 물을 음용하면 더욱 효과적이다. 그러나 혈중 요산치가 많아 통풍이 있는 사람은 섭취하지 않는 것이 좋다. 향이 좋고 담백한 맛을 내는 표고버섯은 다른 재료들과도 궁합이 잘 맞는다. 표고버섯가루는 국, 찌개, 탕, 찜 요리에 넣어도 좋고, 강된장(비빔용 된장)이나 초장, 비빔음식에도 쓰인다. 다시마와 표고버섯을 이용해서 만든 맛국물은 절집 음식의 대표 양념으로 마른 다시마와 표고버섯에 물을 붓고 끓이다가 집간장을 넣고 한 번 더 끓여서 만드는데 국이나 전골 등 맑은 국물 요리에 쓰면 좋다. 또한 된장국이나

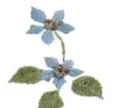

된장찌개 등 된장이 들어간 요리에 사용하면 그 맛과 향을 더욱 풍부하게 느낄 수 있다.

검은콩과 백두

검은콩 중에 쥐 눈처럼 반짝인다 하여 '쥐눈이콩'이라고도 하는 약콩이 있다. 검은콩은 그 효능이 뛰어나서 '슈퍼 블랙푸드'라고 불리는데, 플라보노이드계 색소인 안토시아닌과 이소플라본 성분이 다량 함유되어 있어 혈액 순환 개선 및 노화 방지 효과에 탁월하다. 또한 검은콩의 레시틴 성분은 해독 작용과 혈액 정화 작용 및 항산화 작용, 콜레스테롤 저하, 체내 독소 제거에도 도움을 준다. 비타민B_1과 비타민B_{12}는 탈모 예방 및 발모, 피부를 윤기 있게 가꿔주며, 리신, 트립토판 등의 아미노산이 풍부한 효소와 함께 작용하여 몸의 냉증을 없애준다. 정력 증가와 불감증에도 효과가 있으며, 모유를 잘 나오게 하는 효능도 있다. 이렇게 몸에 이로운 작용을 하는 콩은 날콩국물로 만들어 사용하면 좋은데 깨끗이 씻어 하루 정도 불린 백두를 갈아 국물에 넣으면 고소하고 시원한 맛을 낸다. 이러한 날콩국물은 들깨가루가 들어가는 찜 요리와 국에 넣어 먹기도 하고, 밀가루 음식에 부족한 단백질을 보충하기 위해 넣기도 한다. 날콩국물을 만드는 법도 비교적 간단하다. 먼저 불린 콩을 흐르는 물에 한두 번 씻어 냄비에 담고 콩이 물에 잠길 정도로 하여 뚜껑을 연 채 끓인다. 10분 정도 지나 팔팔 끓으면 거품을 걷어내고 약간 뜸을 들인 후 식혀

채 갈면 날콩국물이 완성된다. 양을 넉넉하게 하여 냉장고에 넣어두었다가 필요할 때마다 조금씩 덜어서 사용하면 좋다. 검은콩과 표고버섯, 다시마, 생강, 집간장을 넣고 끓인 조림간장은 간을 맞추기 위한 양념으로 쓸 수 있으며, 콩을 볶은 후 맷돌에 갈아 껍질을 없애고 믹서로 곱게 갈아서 가루로 써도 좋다. 콩가루는 봄에 달래나 냉이, 쑥에 무쳐서 국에 넣어 먹으면 색다른 맛을 느낄 수 있고, 물을 타서 여름철 선식이나 콩국수로 만들어 먹어도 좋다.

계피가루

계피는 단맛과 신맛, 매운맛을 갖춘 향신료로 서양에서는 달콤함을 지닌 계피를 사랑의 징표로 쓰기도 했다. 계피가루는 계수나무의 얇은 껍질을 말려서 곱게 빻은 것으로 잘 밀봉하여 건조한 곳에 보관하여야 한다. 서양 요리에서는 주로 후식이나 파티 음식인 케이크, 푸딩, 과자에 쓰이고, 우리나라에서는 밤이나 고구마경단, 약과, 단자, 수정과 등을 만들 때 쓴다. 향을 내고 싶은 음식에 사용하면 좋은 계피가루는 생강가루와 함께 차로 마셔도 좋은데 계피나 생강을 끓여서 차로 마시면 발한이나 해열, 혈액 순환 및 자양 강장에 도움이 된다. 계피는 머리를 맑게 하고 코 막힘을 해소해주며, 마음을 안정시키고 싶을 때 계피가루를 첨가해서 먹으면 효과를 볼 수 있다. 항균 효과와 살충 효과가 있어 계피용액을 따뜻한 물에 타서 양치질을 하면 충치균이나 입 냄새도 막을 수 있다.

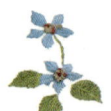

깨가루

들깨와 참깨는 나물무침, 국, 찜, 탕 등에 많이 쓰이는 맛가루다. 들깨가루를 만들려면 먼저 들깨를 물에 씻은 뒤 체에 밭쳐 물기를 완전히 뺀 다음 팬에 볶아야 한다. 볶은 들깨는 분말기나 분쇄기, 믹서 등으로 곱게 간 뒤 그대로 쓰거나 체에 쳐서 쓰면 된다. 들깨가루는 실온에 두면 금세 산화되기 때문에 밀폐용기에 담아 냉동실에서 보관해야 그 향과 맛을 유지할 수 있다. 이러한 들깨가루는 쌀가루와 같이 쓰는 경우가 많은데 들깨 자체는 점착력이 약하기 때문이다. 또한 들깨는 참깨와 달리 열성이라서 몸이 냉한 사람이 들깨를 오래 먹으면 냉병을 없앨 수 있다. 수족냉증이 있는 경우 들깨를 꿀에 재어 하루 1~2잔씩 차로 마시면 몸이 따뜻해지고 얼굴의 잡티가 벗겨지며 혈색이 좋아진다. 들깨가루에 꿀을 넣어 차로 만들어 마셔도 좋고, 불린 찹쌀을 갈아서 들깨가루와 끓이면 칼로리 낮은 들깨죽이 완성된다. 그 외에도 들깨가루는 들깨미역국, 들깨수제비, 들깨두유차, 각종 나물무침, 머위대나 고구마 순 등을 넣은 들깨탕, 죽순미나리탕, 채계장 등의 음식에도 두루 쓰인다.

《동의보감》에 따르면 들깨는 몸을 덥게 하고, 기를 내려주며, 기침과 가래를 그치게 하는 데 도움이 된다고 한다. 따뜻한 성질을 갖고 있는 들깨는 불용성 식이섬유를 함유하고 있어서 유방암 및 대장암을 억제하고, 비타민E가 많아 시력을 회복시켜주며, 통풍 예방 및 생식력 증강에도 도움이 된다. 또한 오메가3 지방산 성분이 풍부해서 뇌의 신경기능을 촉진해 치매 예방에도 좋은 식재료다.

참깨도 양념의 감초 격으로 골고루 쓰이는데 그 향이 고소해 입맛을 당기게 하는 역할을 한다. 참깨는 동서고금을 막론하고 세계적으로 두루 쓰이는 작물로 〈알리바바와 40인의 도적〉이라는 이야기 속의 주문처럼 신비한 힘을 지닌 작물이다. 우리나라 속담에 '참깨를 먹으면 달리는 말도 따라 잡는다'라는 말이 있는데 이는 우리 몸에 원기를 북돋아주는 참깨의 효능을 대변해주는 것이다. 참깨 역시 차로 만들어 먹으면 허약한 체질을 강화시키고, 빈혈이나 무력감, 거친 피부가 개선되며, 귀울림 등의 노쇠 증상을 없애고 원기를 북돋아준다.

또한 참깨의 리놀레산 성분은 기억력 개선에 효과가 있으며 뇌 질환 개선 및 치매 예방, 노화 방지, 숙취 해소에 탁월하다. 올레산도 많아서 혈관의 경직을 예방하고 탄력을 유지시켜준다. 이러한 참깨로 차를 만들어 마시려면 먼저 참깨의 겉껍질을 벗기고 고소한 냄새가 나도록 볶은 다음 곱게 갈아 소금을 약간 치면 된다. 보통 끓는 물 1컵에 참깨가루 1큰술을 넣어 하루 1~2잔 마시면 좋다. 참깨가루는 모든 음식과도 조화를 이루는데 감자전이나 생채절이, 숙채나물, 샐러드, 송편에도 어울린다. 참깨는 열량이 높아 고대에서는 비상식량으로 먹기도 했다.

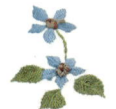

대안스님의
마음설레는
레시피

솔잎

솔잎가루도 맛가루로 쓰인다. 쓰고 떫은맛이 강해 볶음 요리나 걸쭉한 국물 요리에 조금씩 넣어 먹는다. 솔잎은 아침 일찍 채취하여 흐르는 물에 씻어 말린다. 이를 가루로 만들어 약한 불에서 끓인 후 꿀을 타서 마시거나 솔잎가루와 검은콩가루, 검은깨가루, 꿀, 물을 섞어서 하루 2~3회씩 3주 정도 마시면 좋다. 또한 솔잎을 요구르트에 갈아서 매일 마시면 상당한 혈압 강하를 경험할 수 있다. 솔잎을 액으로 만들어 차로 마시거나 요리에 쓰기도 하는데, 손질한 솔잎 한 켜, 꿀 한 켜를 층층이 쌓은 후 자작하게 물을 붓고 밀봉해 서늘한 곳에서 발효, 숙성시키면 된다. 100일 정도 지난 후부터 꺼내어 차로 이용할 수 있다. 솔잎을 빼낸 후 다시 일정 기간 그늘에서 숙성시키면 맛과 향이 좀 더 부드러워진다. 연근을 갈아 죽을 쑨 다음 솔잎액을 넣으면 맛과 향이 가히 일품인 송연죽이 완성된다. 이러한 솔잎은 테르펜과 떫은맛을 내는 타닌이 주요 구성 성분인데, 타닌 성분은 철분 흡수를 방해하므로 임산부는 솔잎을 먹지 않는 것이 좋다. 그러나 솔잎은 당뇨병에 도움을 주는 글리코키닌, 모세혈관을 튼튼하게 해주는 루틴, 빈혈에 좋은 철분, 피로 회복에 좋은 무기질과 아피에긴산, 엽록소, 베타카로틴, 비타민B 복합체, 비타민C 등 몸에 이로운 성분들이 많이 들어 있다.

초피(제피), 산초

초피는 쌍떡잎식물로 어린잎은 식용으로, 열매는 약용이나 향미료로 쓴다. 경상도에서는 '제피'라고 부르는데 털이 있어 '털초피'라고도 불리는 산초나무와 그 생김이 비슷하다. 그 성질이 따뜻하고 매운맛이 나는 초피는 탈모 예방뿐만 아니라 눈을 밝게 해주고 냉증으로 오는 배탈도 낫게 한다. 씨를 뺀 열매의 껍질을 말린 후 잘 갈아서 무침이나 찌개에 양념으로 쓰는데 산야초를 회로 먹을 때 초장에 초피가루를 넣어서 먹으면 별미 소스가 되고, 나른한 봄날 초피가루가 들어간 겉절이나 물김치는 입맛을 돋우어준다.

산초는 주로 기름을 내서 쓰곤 했는데 지금은 산초기름을 구하기 어렵다. 예전에는 솥뚜껑에 산초기름을 두르고 전을 부쳐 먹기도 했으며, 설탕에 풋산초를 켜켜이 절여 효소처럼 쓰기도 했다. 소화불량, 신경 쇠약, 배탈에 도움을 주고 해독 작용을 하는 산초는 그 효능이 초피와 비슷하다. 주로 향신료로 쓰이지만 경상도에서는 산초장아찌를 즐겨 먹는다.

녹차가루

녹차는 여린 잎을 덖어서 발효를 중지시킨 것으로 비타민C가 파괴되지 않도록 만들어야 한다. 녹차의 독특한 쓴맛과 떫은맛은 타닌 등의 카테킨류 때문이고, 단맛은 아미노산, 향기는 알코올류와 유기산 등이 작용한 결과이다. 녹차에 함유된 카페인은 각성 작용과 이뇨

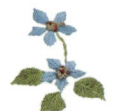

대안스님의
마음설레는
레 시 피

작용을 하며, 대뇌와 중뇌를 자극하여 일시적으로 피로를 풀어준다. 또한 근육의 기능을 활성화시키고, 혈액의 흐름을 조절해주며, 혈압과 콜레스테롤 농도를 저하시켜줌으로써 성인병 예방에도 효과가 있다. 뿐만 아니라 위를 자극하여 위액의 분비를 촉진시켜 소화에 도움을 주며, 지방 분해력이 뛰어나고, 세균의 발육을 억제해준다. 이러한 녹차로 만든 녹차가루는 그 자체로도 좋은 감미료가 되지만 색소를 입힐 때에도 많이 쓰인다. 녹차칼국수, 녹차떡, 각종 전, 찜 등에 녹차가루를 넣으면 초록의 싱그러움까지 맛볼 수 있다. 그러나 녹차를 오래 먹으면 냉병에 걸릴 수 있으므로 뜨거운 물에 짧게 우려내는 것이 좋고, 한 번 우려낸 녹차는 가급적 다시 우려내지 않도록 한다.

각종 식물가루

요리하는 사람의 취향에 따라서 각종 식물가루를 양념 재료로 쓸 수 있다. 냉이뿌리를 가루로 내어 양념에 쓰기도 하고, 연잎, 석이버섯, 치자, 백련초, 하수오, 질경이, 민들레 같은 산야초로 분말을 내어 반죽과 무침 등에 사용하기도 한다. 두릅 역시 덖지 않고 쫑쫑 썰어 말려서 다양하게 쓸 수 있는데 밥에 얹어서 먹어도 새롭고 국에 넣어 먹어도 별미다. 각종 버섯의 가루 또한 좋은 감미료가 된다. 이처럼 각종 식물가루는 말려서 두고 먹으면 향은 약하지만 다른 음식과 맛의 조화를 이루는 효과가 있다.

꿀, 조청

　물처럼 우리 몸에서 삼투압으로 흡수되는 꿀은 비교적 향이 적은 잡화꿀을 쓰는 게 좋다. 미네랄과 각종 영양분이 살아 있는 꿀은 열에 약하기 때문에 생으로 조리해야 하며, 요리의 마지막 단계에 넣어야 영양분의 파괴를 막을 수 있다. 샐러드나 각종 차, 선식 등에 넣어 먹으면 달콤한 맛과 풍부한 영양을 섭취할 수 있다.

　조청은 쌀과 엿기름을 오랜 시간 고아 만든 전통 감미료다. 표백이나 정제 등의 과정을 거치지 않고 만들기 때문에 영양 성분이 살아 있지만 맛과 향, 색이 진한 편이라 양을 잘 조절하여 요리해야 한다. 또한 점성이 강하여 볶는 요리에 적당한데 떡볶이나 맛탕, 조림에 쓰면 적당하다. 이 외에도 아가베시럽, 메이플시럽, 과일이나 열매 효소 등의 천연 감미료가 있다.

산야초효소

　효소는 된장, 간장, 장아찌보다 더 오래 시간을 기다려야 하는 기다림의 양념이다. 산야초는 청정지역에서 적정한 때에 채집해야 하는데 종류에 따라 채집하는 시기도 각기 다르고, 씻고 말리고 덖고 법제하는 법도 다르다. 이렇게 오랜 시간 동안 준비해놓은 각각의 산야초들을 다시 때에 맞춰 항아리에 넣어야 하고, 항아리에 담긴 산야초들이 발효되고 숙성되기를 또다시 기다려야 하는 것이다. 이처럼 오랜 시간에 걸쳐 완성된 효소는 음식에 자연의 감칠맛과 풍성한 맛

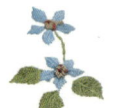

대안스님의
마음설레는
레 시 피

을 더해준다. 단맛을 낼 때는 효소 대신 조청을 쓰는데 효소 자체는 이미 당화가 끝나서 해당이 다 된 상태로 단맛을 내는 설탕 성분이 모두 분해되었기 때문이다. 이러한 산야초효소는 산야초를 넣은 샐러드나 각종 양념류에 넣어 먹어도 좋고, 후식으로 산야초차를 마시면 칼륨, 칼슘, 유기미네랄이 효소로 숙성되어 피부 미용이나 성장호르몬 분비, 소화력 증진, 면역력 강화에 효과를 볼 수 있다.

효소 만드는 일이 번거롭다면 각종 산야초의 뿌리나 줄기에 누룩과 설탕, 찹쌀밥을 넣어 숙성시킨 약용식초를 사용해도 된다. 약용식물에 현미식초를 부어 숙성시키고 잘 걸러내면 보다 간편하게 약용식초를 만들 수 있다. 이렇게 만든 약용식초는 각종 무침에 사용하면 좋은데, 절집에서는 성품이 부드럽고 따뜻한 당귀나 오가피, 울금, 생강, 오미자, 구기자, 복분자, 레몬 등으로 식초를 만들어 쓴다. 수렴 작용을 하는 식초는 특히 혈관에 지방 성분을 분해하는 효소가 많이 함유되어 있다. 따라서 약용식초를 사용하면 더욱 다양한 음식을 만들 수 있을 뿐만 아니라 건강까지 챙길 수 있다.

채소과일간장

무, 배추, 당근, 양파 등의 채소를 푹 삶는다. 거기에 검은콩을 듬뿍 넣고 다시 끓여낸다. 기호에 따라 집간장이나 소금으로 간을 맞추고 중간 불에서 끓인 후 식으면 건더기를 건져낸다. 이렇게 만든 채소간장은 냉장고에 넣어두었다가 볶음 요리나 조림 요리, 이유식 등을 만들 때 사용한다. 채소간장에 사과, 오렌지, 레몬 등을 첨가하여 끓이면 요리에 감칠맛을 더해주는 채소과일간장이 만들어진다.

채소물

표고버섯과 다시마를 우려낸 물에 무를 넓적하게 썰어 넣고 여기에 요리하다 남은 배추나 당근, 양배추, 버섯 밑동 등을 넣어 끓이면 채소물이 된다. 채소물은 국물 요리를 할 때 쓰면 좋은데 이유식에 조금씩 넣어주면 채소에 대한 거부반응을 없애고 아기가 보다 빨리 채소에 적응해나갈 수 있도록 도와준다.

절집용 조림간장

절집의 기본장은 소금과 된장, 간장, 고추장이다. 절에서는 간을 할 때 화학간장 대신 직접 담근 집간장이나 조림간장을 쓴다. 조림간장은 다시마와 표고버섯으로 맛국물을 낸 후 서리태 2컵을 넣어서 끓인 다음 건더기를 건져내면 된다. 신맛이 필요하면 식초나 감식초 등을 넣고, 짠맛이 필요하면 조림간장을 조금 진하게 만들어놓고 희석해서 쓰는 것이 편리하다. 냉장고에 넣어두었다가 무침이나 국, 조림 요리 등을 할 때 음식에 특성에 맞추어 쓰면 된다.

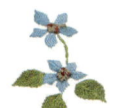

산야초 식초를 이용한
절집 맛소스

자연이 담겨 있는 절집 음식은 워낙 담백하여 '소스'라는 말이 사뭇 생소하게 느껴질 수도 있을 것이다. 그러나 채식에 있어 맛을 보강할 수 있는 다양한 소스의 개발은 꼭 필요한 일이라 할 수 있다. 채소나 견과류, 과일 등에 다양한 맛소스를 곁들이면 보다 풍성한 맛을 나눌 수 있으며, 또한 자연을 거스르지 않는 맛소스는 느리게, 까다롭게, 여유 있게 맛을 즐길 수 있는 낭만과 품격을 제공해주기 때문이다. 절에는 채소와 과일이 끊이지 않는데 주로 버섯과 채소를 색다르게 즐기기 위해 소스를 곁들인다. 두부와 견과류, 올리브유, 소금, 식초, 샐러리를 믹싱하면 기본 채식소스가 되는데, 견과류는 지나치게 많이 쓰면 텁텁해지므로 양을 잘 조절해야 한다. 가령 호두와 잣, 땅콩의 양이 한 수저 분량을 넘어서는 안 된다. 호박씨나 해바라기씨 등을 넣어도 무방하다.

기본 채식소스

기본 채식소스는 기본 재료인 두부와 견과류, 올리브유, 소금, 샐러리를 믹싱하면 만들 수 있다. 먼저 두부를 끓는 물에 5분 정도 데친 다음 채반에 받쳐 물기를 뺀다. 그리고 두부와 호두 2개, 잣, 땅콩 한 수저 분량, 샐러리 약간과 올리브유 1큰술, 소금 1작은술과 식초

1큰술을 넣고 믹서에 간다. 이렇게 만든 기본 채식소스는 샐러드드레싱이나 식빵, 피자 위에 올려도 좋다. 채소나 과일 샐러드에 잘 어울리는 소스도 있는데, 볶은 깨를 분말기에 넣어 곱게 간 후 끓는 물에 데친 두부를 넣어 으깬 다음 두유, 레몬즙, 소금, 흰 후춧가루를 넣어 혼합하면 된다. 연두부를 이용한 채식소스는 연두부 1모, 청피망 1개, 파슬리 50g, 레몬주스 1큰술, 소금 약간을 넣고 만들면 된다. 이러한 채식소스는 담백하고 깔끔한 맛으로 모든 요리에 기본으로 사용할 수 있다. 또한 두부나 콩의 분량을 조절하면 다양한 소스를 만들 수 있다.

과일소스

오렌지 껍질을 갈아 즙을 낸 후 여기에 생크림과 기본 채식소스를 가미하면 오렌지소스가 되고, 강판에 간 키위에 소금을 넣으면 상큼한 키위소스가 된다. 채소가 많은 샐러드에는 오렌지처럼 생크림과 기본 채식소스를 넣은 소스를 사용하는데 오렌지 대신 귤이나 유자 등을 활용해도 좋다. 과즙이 많은 멜론은 믹서에 갈아 불에 조린 다음 기본 채식소스에 혼합해서 사용하면 달콤하고 부드러운 맛이 난다. 배와 바나나는 함께 믹싱해서 소금만 넣어도 소스가 되고, 기본 채식소스에 딸기와 생크림을 넣으면 근사한 딸기소스가 만들어진다. 과일소스에도 두부와 호두, 땅콩, 잣, 셀러리, 올리브유, 소금, 약용식초를 함께 넣을 수 있다.

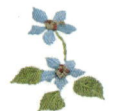

대안스님의
마음설레는
레 시 피

토마토소스

토마토소스 역시 과일소스와 만드는 법이 비슷하다. 토마토는 끓는 물에 넣고 꼭지를 떼어낸 후 굴려 건져낸 다음 껍질을 벗기고 적당한 크기로 썬다. 냄비에 넣고 불에 졸인 후 모든 재료를 넣고 함께 갈아서 소스로 이용하면 된다.

밤소스

밤은 쪄서 껍질을 벗겨 으깬다. 두부와 갖은 견과류를 넣고 소금으로 간을 한 후 약용식초를 넣고 믹서에 간다. 생밤을 갈아서 묽게 끓인 후 조청을 조금 가미해도 근사한 밤소스가 된다. 떡이나 만두, 과자, 빵 등에 얹어 먹으면 잘 어울린다.

은행소스

은행에 두부와 키위, 취향에 맞는 견과류 몇 가지와 올리브유, 소금, 약용식초를 넣고 갈면 상큼하면서도 영양 좋은 은행소스가 만들어진다. 구운 은행에 소금을 뿌려 내는 보조식이나 음식을 장식하는 용도로 쓰이는 은행은 그러나 두유와 조청, 식초를 같이 넣고 믹서에 갈면 훌륭한 소스가 된다.

콩으로 만든 소스

검은콩은 두유와 효소, 소금, 올리브유를 함께 넣고 갈아서 소스로 사용하면 좋다. 노화 방지 및 성인병 예방과 다이어트에 좋은 검은콩은 검은깨와 믹싱하면 더욱 고소하고 영양 많은 소스가 된다. 흰콩으로도 소스를 만들 수 있는데 호박씨와 소금 약간만 첨가하면 된다.

나물류로 만든 소스

참나물소스는 기본 채식소스에 참나물만 첨가하면 만들 수 있다. 도라지도 채식소스에 넣으면 샐러드에 어울리는 소스가 되고, 쓴맛을 내고 싶을 때는 쑥이나 씀바귀를 가루로 만들어 쓰면 된다. 취나물, 곰취, 명이나물 또한 기본 채식소스에 요구르트를 첨가하면 향 좋고 맛도 좋은 소스가 된다.

검은콩간장소스

검은콩간장소스는 조림이나 구이에 사용하면 좋은데, 먼저 검은콩은 깨끗이 씻은 후 물기를 빼놓는다. 마른 표고버섯은 흐르는 물에 헹구고 다시마도 닦아서 준비해놓는다. 냄비에 물을 붓고 검은콩을 넣은 후 20분 정도 끓인 다음 나머지 재료를 넣고 7분 정도 더 끓인다. 표고버섯과 다시마를 건져내고 집간장을 넣어 1분 더 끓이면 검은콩간장소스가 완성된다. 검은콩간장소스에 조청을 집간장과 같은 분량으로 넣고 끓이면 데리야키소스가 된다.

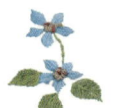

대안스님의
마음설레는
레 시 피

당귀간장소스

당귀와 마른 표고버섯을 흐르는 물에 살짝 헹구고 다시마도 마른수건으로 닦아낸다. 냄비에 물을 붓고 준비해놓은 재료를 넣어 7분 정도 끓인다. 건더기를 건져내고 집간장을 넣어 1분 더 끓이면 된다. 당귀향이 은은하게 배어 있어 두부나 묵 요리, 나물 요리, 나물전에도 잘 어울린다.

구기자간장소스

솥을 달군 후 구기자와 소주 2큰술을 넣고 중간 세기의 불에서 타지 않도록 유의하며 7분 정도 덖는다. 서늘하고 통풍이 잘 되는 곳에 두어 재빠르게 열을 식히는 과정을 아홉 번 반복한다. 냄비에 물을 붓고 손질해놓은 마른 표고버섯과 다시마를 넣은 후 7분 정도 끓인다. 건더기를 건져내고 집간장을 넣어 1분 더 끓여낸다. 이렇게 완성된 구기자간장소스는 산야초초밥이나 버섯회, 각종 전이나 김을 먹을 때 함께 곁들이면 음식의 감칠맛을 배가시킨다. 만들어놓은 간장소스들은 냉장고에 보관하고 빠른 시일 내에 먹는 것이 좋다. 조림간장은 진하게 만들어놓고 국용, 장국물용, 무침용 등 요리법에 따라 희석해서 쓰는 것이 편리하다.

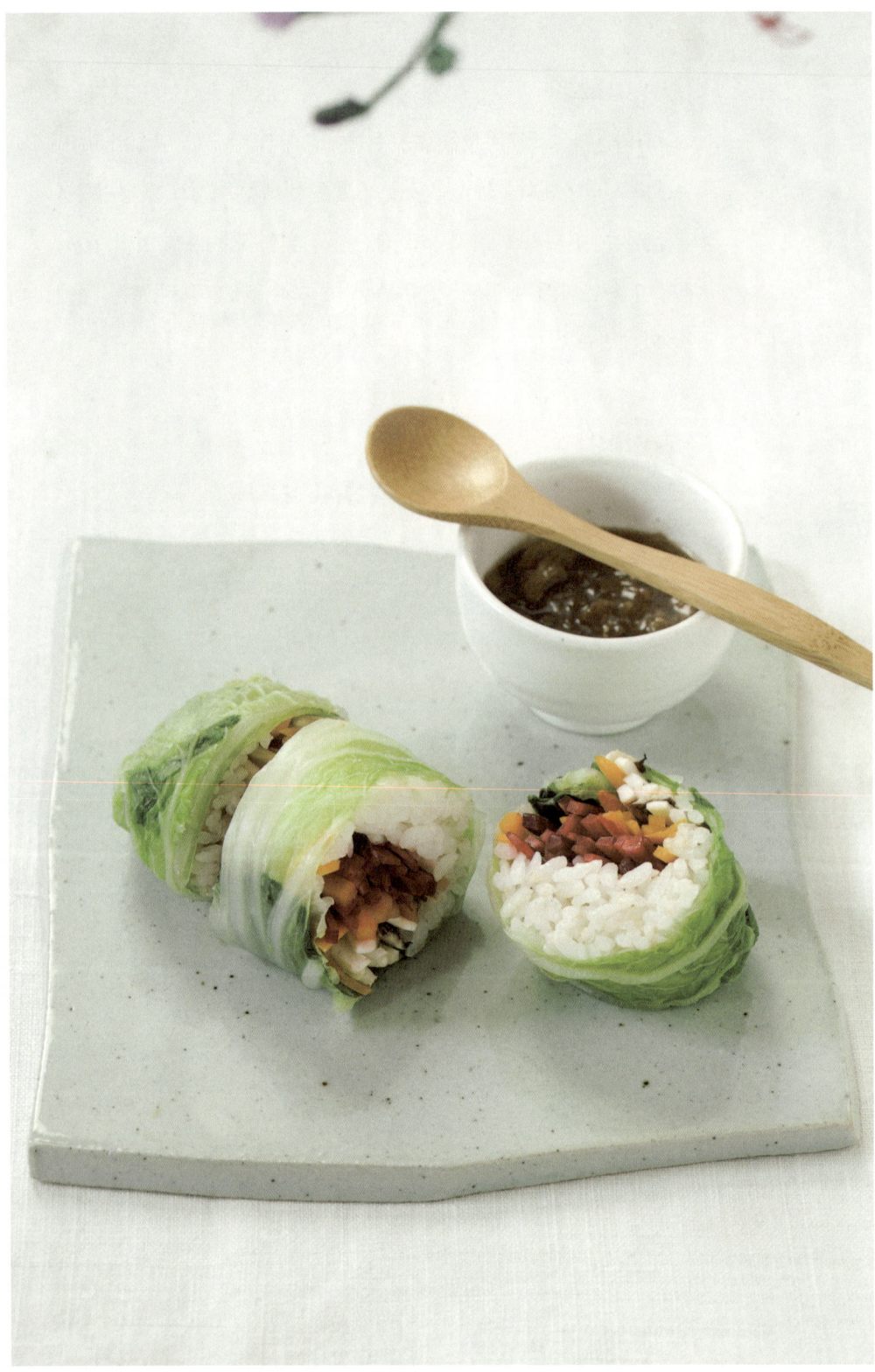

배추비트밥 & 유자된장소스

쌈밥의 재료로 안성맞춤인 배추는 백 가지 나물을 뛰어넘는 좋은 식재료다. 특히 가을철의 김장배추는 저장성이 좋아 늦은 봄까지 사찰의 단골 재료가 된다. 짭조름한 맛의 된장에 유자를 넣은 소스는 이러한 배추의 맛을 색다르게 변모시켜준다. 비트는 주로 즙을 내어 먹거나 물들일 때, 샐러드 등으로 많이 사용하는데 배추비트밥은 비트의 활용도를 높이기 위해 만든 음식이다. 김밥이나 쌈밥과는 또 다른 느낌을 주기 때문에 도시락에 활용하면 좋다.

재료_ 쌀 200g, 배추 잎 5~6장, 표고버섯 3~4개, 단호박 1/4쪽, 비트 1/4개, 집간장 1큰술, 참기름 2큰술, 소금 약간

- 된장소스 : 맛국물 1/2컵(다시마와 마른 표고버섯을 넣고 3분간 끓인 물), 된장 1큰술, 감자 1/2개, 조청 1작은술, 유자청 1큰술

만드는 법

1. 먼저 준비한 쌀로 고슬고슬하게 밥을 짓는다.
2. 배추 잎은 끓는 물에 소금을 약간 넣고 데쳐내어 찬물에 헹군 후 물기를 꼭 짜놓는다. 표고버섯은 곱게 채 썰어 집간장과 참기름으로 밑간한 후에 살짝 볶고, 단호박은 껍질을 벗겨낸 후 채칼을 사용하여 한 단면을 채 썬 후 참기름 두른 팬에서 덖는다. 이때 집간장을 살짝 넣어 밑간을 한다. 비트는 곱게 채 썰어 물에 담가 두었다가 물이 좀 빠지면 소금에 살짝 절인 후 물기를 꼭 짜서 참기름 두른 팬에 덖어준다.
3. 데친 배추 잎을 펼치고 그 위에 밥을 얹은 후 준비한 비트, 단호박, 표고버섯을 넣어 김밥 말 듯이 돌돌 말아준다.
4. 맛국물에 된장을 넣고 끓이다가 감자 간 것과 조청, 유자청을 넣어 된장소스를 만든다. 준비된 쌈밥과 된장소스를 담아 낸다.

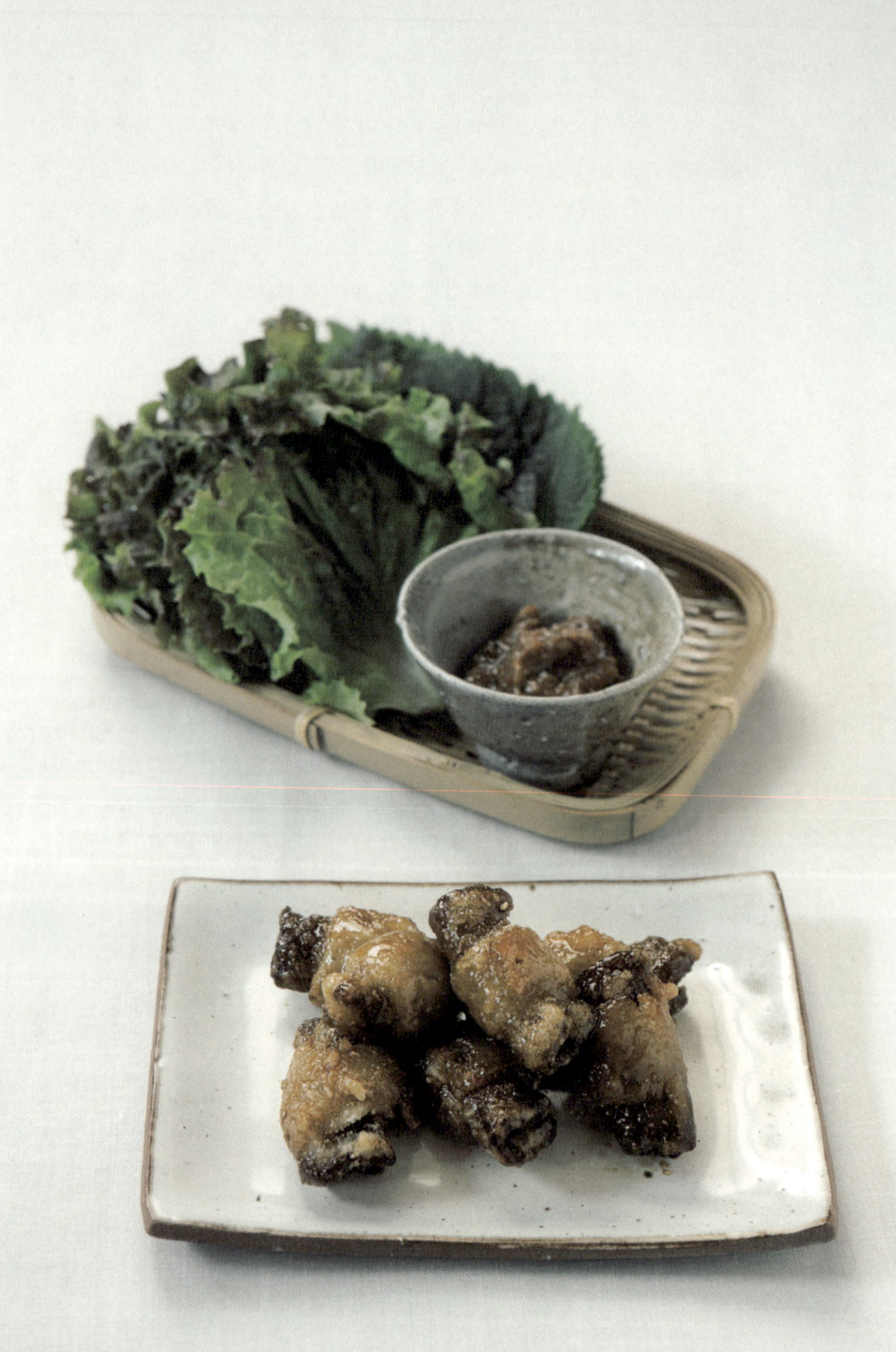

우엉콩살말이와 상추쌈

우엉과 콩으로 만든 콩살은 힘없고 늘어지는 기운을 북돋아주며, 상추는 들뜬 기분을 가라앉혀주는 식재료로 상추의 최면 효과는 바쁜 일상을 보내는 현대인에게 잠깐의 나른함을 즐기게 해준다. 우엉콩살말이와 상추쌈으로 조화로운 밥상을 차려보자.

재료_ 우엉 1개, 콩고기 200g, 찹쌀가루 1/2컵, 전분 1/2컵, 물 1/2컵, 튀김유 적당량
- 콩고기 양념 : 집간장 1작은술, 참기름 1큰술
- 간장소스 : 간장 2큰술, 매실청 1큰술
- 쌈된장소스(된장 1큰술, 매실청 1큰술, 참깨1큰술)
- 쌈채소 : 상추 200g, 깻잎 10장

만드는 법

1. 우엉은 10㎝ 크기로 잘라 찜통에서 통째로 쪄낸 후 식으면 방망이로 두드려 펴준다.
2. 콩고기는 집간장과 참기름으로 밑간을 해준다.
3. 양념한 콩고기를 우엉으로 말아준다.
4. 찹쌀가루와 전분, 물을 넣고 튀김옷을 만든다.
5. 말아놓은 우엉에 튀김옷을 입혀 튀김유에 튀겨낸다.
6. 팬에 간장소스 재료를 넣고 끓어오르면 튀긴 우엉콩살을 넣고 버무려낸다. 된장과 매실청, 참깨를 잘 섞어 쌈된장소스를 만든다. 상추와 깻잎은 깨끗이 씻어 물기를 뺀 다음 접시에 담아 낸다.

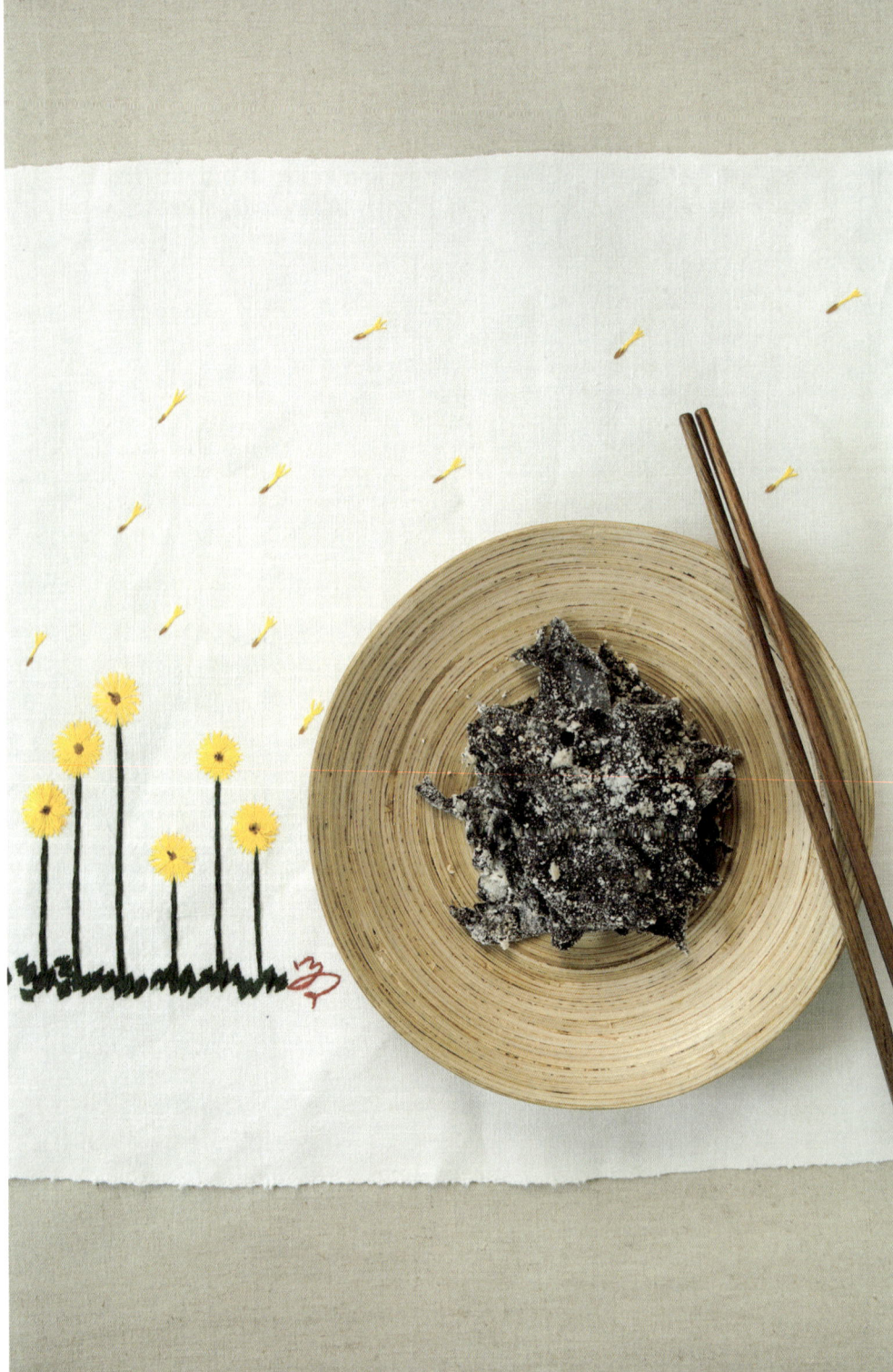

석이버섯찹쌀구이

천년 바위에서만 산다는 검은빛의 석이버섯은 항암 효과가 탁월하고 기력을 보강해주며 혈압과 혈당을 낮춰주어 성인 질환에 귀히 쓰이는 약재다. 석이버섯은 버섯 중에 제일이라는 능이를 능가한다. 능이는 일년생 버섯이지만 바위에서 자라는 석이버섯은 척박한 환경 탓에 1년에 1mm 정도밖에 자라지 않는다. 손바닥 절반 크기가 되려면 최소한 70~80년은 걸린다는 얘기다. 과연 특석이라 이름 붙일 만하다.

재료_ 석이버섯 50g, 맛간장(진간장 1큰술과 조청 1큰술, 다시물 반 컵을 함께 넣어 끓인 물), 찹쌀가루 2큰술

만드는 법

1. 석이버섯은 끓는 물에 넣고 바로 건져낸 후 모래 성분이 빠질 때까지 여러 번 씻어준다.
2. 석이버섯 중간에 딱딱한 부분은 돌에 부착되는 부분으로 먹을 수 없기 때문에 떼어낸다.
3. 맛간장을 만들어 석이버섯을 재운다.
4. 한 시간 후 건져내어 찹쌀가루를 묻힌다.
5. 팬에 참기름을 두른 후 종이로 살살 닦아내어 기름이 묻은 정도로만 된 상태에서 석이버섯을 구워 낸다.

대안스님의

마음설레는

레 시 피

4장

나눔의 밥상

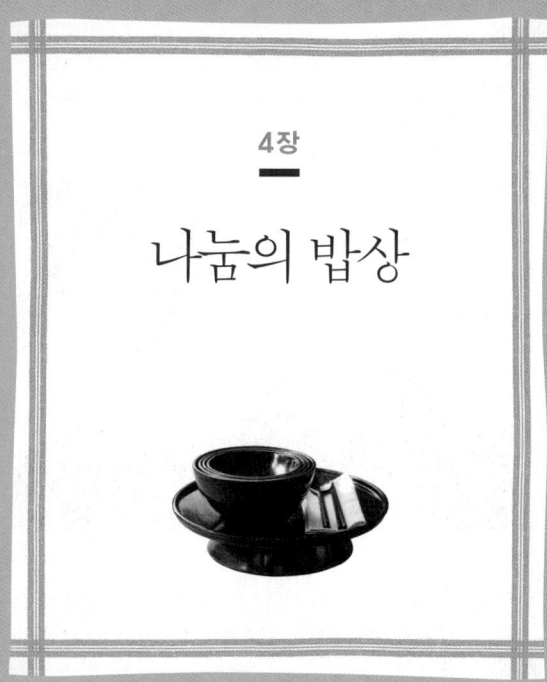

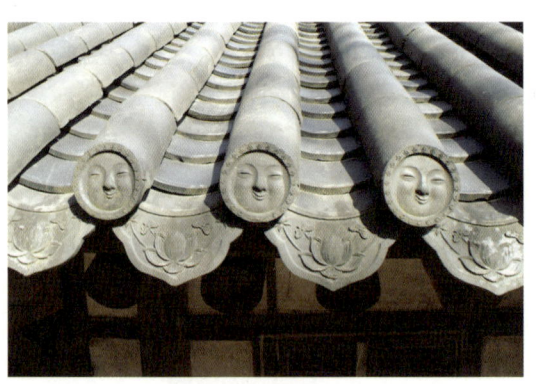

사찰음식은 불가에서 탄생한 음식이지만 부처님 생존 시에는 사찰음식이라는 것이 따로 없었다. 탁발을 통해 일곱 곳에서 받아온 음식을 처소에서 평등하게 나누어 먹었던 것이 초기 불가의 사찰음식이었다. 탁발은 핀다빠다(Pindpada)에서 음역되어 빈다파다(儐茶波多)가 되었고, 이것은 다시 의미에 따라 걸식(乞食), 행걸(行乞), 봉발(奉鉢)로 전승되어 출가사문의 생활 수단으로 행해진 법식을 뜻한다. 따라서 탁발은 다른 이를 통해 자기의 끼니를 이으면서 그에게 공덕의 기회를 제공하는 것인데 초기 불교 교단에서는 이러한 탁발을 통한 공양이었기 때문에 특별한 사찰음식문화는 발달하지 않았다. 의식주에 신경을 쓰다보면 수행에 쏟는 시간이 부족해진다고 여겼기 때문에 오랫동안 탁발 문화가 이어져왔다.

    스리랑카나 미얀마, 태국, 캄보디아 등 남방에서는 탁발 문화가 그대로 남아 있어 아직도 사찰음식이란 개념이 따로 존재하지 않는다. 사찰 안에서 살림을 하는 재가자들은 그곳에서 자연스럽게 생선 요리 등을 해먹는데 스님들과 그 음식을 함께 나누기도 한다. 한국에서처럼 음식의 경계를 중요하게 생각하지 않는 것이다. 인도 북쪽으로 들어온 불교는 사원 문화가 이루어지면서 사찰음식이 따로 계승되었다. 반면 유목민족의 특성이 강한 티베트에서는 승려들도 야크 차와 야크고기를 먹고 수제비와 만두에도 야크고기를 넣어 먹는다. 특별한 경우를 제외하고는 완전한 채식의 사찰음식을 먹는 경우가 드문 것이다. 부탄도 불교 국가인데 직접 가축을 도살하지는 않지만 인도나 네팔 등에서 수입해온 고기를 저장하여 수행식으로 먹는다. 중국의 사찰에서는 오신채를 쓰지 않고 정갈하게 음식을 만들어 먹는다. 음식은 주로 여승인 비구니 스님들이 만들고 비구 스님들은 바깥일을 도맡아 하는데 특이한 점은 처소만 다를 뿐 비구, 비구니 스님들이 도량 안에서 같이 생활하며 수행을 한다는 것이다.

    백제로부터 불교를 수용한 이웃나라 일본에서는 사찰음식을 '정진요리'라고 하는데 이는 가마쿠라시대(鎌倉時代, 1180년~1333년)에 일본 선종의 대표라 할 수 있는 조동종의 종조 도겐(道元)선사로부터 기인된 것이다. 도겐선사는 일상생활 중에서도 엄격한 수행을 강조하면서 모든 것이 수행이라고 하여 음식 수행의 중요성을 강조했는데

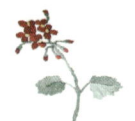

대안스님의
마음설레는
레 시 피

이것은 일본의 음식문화에까지 큰 영향을 미쳤다. 당시 일본은 조리법이 제대로 발달되지 못했는데 간장이나 된장을 가지고 끓이거나 튀기는 새로운 조리법들이 정리되는 그야말로 음식 혁명이 일어나게 된 것이다. 그러한 과정들을 거쳐온 일본은 오늘날 일반 음식점에서도 사찰음식인 정진요리를 판매하며 특별 상품화시키고 있다. 유명 사찰이나 정진요리 전문 사찰 역시 정진요리를 맛보기 위해 몰려드는 관광객들로 북적거린다. 우리나라의 선종사찰 조계사 앞에 사찰음식 전문점 '발우공양'이 자리한 것과 비슷한 전통이라 할 수 있겠다.

우리나라에 불교가 전파된 것은 372년 고구려 소수림왕 때였는데 이때부터 국가에 행사가 있을 때에는 왕들조차 수렵을 삼갔고, 가축을 잡는 것도 제한되었다. 이런 전통은 고려시대까지 이어져 내려왔고 그에 따라 사찰음식도 자연스럽게 이어져오게 되었다. 그래서 사찰음식은 권위적이거나 그다지 특별한 것이 없었다. 그저 가난한 백성들이 자연에 맞추어 지혜로 먹었던 음식들 그 자체가 사찰음식이었다. 그러다 오신주육을 가리지 않고 제사상을 차리는 유교가 중국으로부터 전해져오면서 육류 문화가 들어오고 곰탕이나 설렁탕 등이 저잣거리에 자리잡기 시작했다. 그로부터 대중의 음식문화에 육류가 터를 잡게 되었고 조선의 문호 개방과 한국전쟁 이후로 육류를 비롯한 인스턴트적인 무분별한 밥상이 확산되기 시작했으며 그로써 사찰음식은 점점 대중과 멀어지게 되었다. 하지만 아이러니하게도 사찰음식은 독특한 음식문화로 전승되어 '사찰음식문화'라는 하나의 새로운 음식 장르로 자리잡게 되었다.

사찰음식이란 무엇인가?

사찰음식의 대명사는 절집의 수행승들이 일상적으로 먹는 음식이라 할 수 있다. 부처님께서 금기시한 육류와 오신채를 사용하지 않고 만든 음식으로 요즘에는 안전하고 건강한 식단이라 하여 세간의 관심을 모으고 있다. 생활이 윤택해짐에 따라 잘 먹고 잘 살고 싶은 욕구 또한 점점 강렬해지면서 채식 식단의 필요성이 재차 강조되고 있는데 이것이 곧 완전 채식 식단인 사찰음식에 대한 관심으로 이어지고 있는 것이다. 그러나 사찰음식은 혼자가 아닌 여럿이서, 공평하게 같은 자리에 앉아, 같은 음식을 나누는 식사법, 타인의 수고로움을 최대한 배제한 식사법과 함께했을 때 그 가치가 더욱 빛나게 된다. 무엇을 먹느냐만큼이나 중요한 것이 바로 어떻게 먹느냐이기 때문이다. 건강한 삶을 영위하기 위해서는 적당한 운동과 올바른 식사법이 동반되어야 하는데 여기에는 반드시 강한 의지가 깃들어 있어야 한다. 사찰음식은 본래 불교의 철학과 문화가 담겨있는 음식으로 맛과 영양뿐만 아니라 심신을 강건하게 해주는 수행 음식이다. 불교

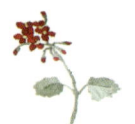

대안스님의
마음설레는
레 시 피

의 이념과 가치관을 반영하여 마음을 맑게 해주는 지혜의 음식이 바로 사찰음식인 것이다.

중생식(衆生食)에서 출세간식(出世間食)으로

불교에서는 수행의 방편으로 누가 언제 어디서 무엇을 어떻게 왜 먹는가에 맞추어 음식을 정의하고 있다. 누가 먹는 것인가에 따라 일반 중생이 먹으면 중생식, 즉 세간식인 사식(四食)이 되고, 세속을 떠난 승려의 음식은 출세간식인 오식(五食)으로 음식에 대한 정의가 내려지게 된다.

《잡아함경(雜阿含經)》의 사식경(四食經)에서 보면 사대로 이루어진 중생들을 편안하게 살고 거두어주게 하는 네 가지 음식을 사식(四食)이라 하는데 이는 단식(段食), 촉식(觸食), 사식(思食), 식식(識食)을 일컫는다. 단식은 거칠고 덩어리진 음식, 굵고 가는 음식, 맛있는 음식을 뜻한다. 이는 인간 세상에서 입에 넣어 씹는 음식을 통틀어 말한다. 촉식은 갱락식(更樂食)이라고도 하는데 의상(衣裳), 비단일산(日傘), 온갖 향, 온갖 꽃, 향유(香油)와 접촉하거나 부인들과 한데 어울려 몸으로 쾌락을 느끼는 섬세한 감촉(細觸食)을 음식에 비유해 이르는 말이다. 사식은 온갖 기억과 생각 그리고 사유하는 것으로 입으로 말하기도 하고, 몸으로 접촉하기도 하면서 지니는 의지와 의도라는 관념적인 음식(意思食)이며, 식식이란 마음이나 뜻의 인식 작용으로만 아는 음식을 말한다. 부처님께서는 이러한 네 가지 음식에 탐욕과 기쁨이 있으면 곧 근심과 슬픔이 있고, 티끌과 때가 있게 되며, 이 네 가지 음식에 대하여 탐욕과 기쁨이 없으면 곧 근심과 슬픔이 없고, 또한 티끌과 때도 없게 되는 것이라고 말씀하셨다. 따라서 사찰음식은 사식에 오염되지 않게 음식을 청정히 하여 몸과 마음도 지혜의 음식 속에서 해탈문으로 향하도록 하는 수행식이다. 단식의 청정함이란 음식을 직접 섭취함에 있어서 염오되지 않도록 정갈히 하고, 여법하게 조리하여 만들도록 하는 것이며, 촉식의 청정함은 탐진치의 삼독심을 정화하여 감각에 사로잡히지 않는 평등심의 음식을 만드는 것이다. 사식의 청정함은 오온의 장애를 걷어내어 평등 평화의 대자애심과 조화로운 덕성을 함양한 음식을 의미하며, 식식의 청정함은 모든 의식에 작은 터럭도 허용하지 않아 순수 그 자체의 의식을 통찰하고, 무상함과 공의 진리를 체득하여 지혜로운 음식을 섭생하도록 만드는 것이다. 음식이 청정하지 못하면 중생은 네 가지 음식으로써 나고 죽음에 흘러 전전하면서 윤회의 삶을 살게 된다.

부처님의 가르침으로 향하는 수행자의 출세간식인 오식(五食)의 첫째는 선정의 음식인 선식(禪食), 둘째는 서원의 음식인 원식(願食), 셋째는 생각하고 사유하는 음식인 염식(念食), 넷째는 여덟 가지 해탈의 음식인 해탈식(解脫食)이며, 다섯째는 기쁨의 음식인 희식(喜食)이다. 중생의 사식에 오염된 부정한 식사법(不淨食)에 떨어지지 않기 위해서 청정한 걸식으로 살아가는 걸사가 바로 탁발이다. 사찰음식이란 중생의 네 가지 음식을 넘어서서 선정을 먹고, 소원을 먹고, 생각

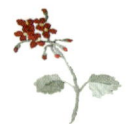

대안스님의
마음설레는
레시피

을 먹고, 해탈을 먹고, 기쁨을 먹는 오식(五食)으로 옮겨가는 음식문화라고 생각한다. 현대의 사찰음식이 가야 할 길 또한 전통의 사찰음식과 마찬가지로 입으로 먹으며 몸과 마음을 오염시키는 사식이 아니라 마음으로 원을 담고 해탈의 희열심으로 먹는 오식으로 수저의 방향을 트는 것이 아닌가 한다.

절제와 여법의 음식

부처님 생존 당시에는 탁발을 통한 하루 한 끼 일종식을 했기에 음식에 대한 특별한 제한이 없었으나 시간이 흐르면서 수행자가 먹어야 하는 음식이나 육식에 대한 금기사항 등이 생겨나게 되었다. 이러한 사찰음식의 특성에 따른 계율은 《사분율(四分律)》에 나와 있는데 '때에 맞는 음식을 먹어라' '제철 음식을 먹어라' '골고루 섭생하라' '과식을 금하고 육식을 절제하라'는 가르침이 담겨있다.

'사미계율(沙彌戒律)'에 의하면 '때에 맞는 음식'이란 오정이 지나면 스님들이 밥 먹는 시간이 아니라고 하여 짐승은 오후에 먹고, 귀신은 밤에 먹으니 스님은 부처님을 배우는 수행자이기에 오정이 지나면 먹지 말라고 하는 일종식을 뜻하는 것이 원뜻이지만, 폭넓은 수행식으로 조망하면 아침에는 부드러운 죽식, 점심은 1식 3찬 정도의 정찬(正餐), 저녁에는 간단한 과즙을 먹는 것이다. 아침에는 뇌의 활동을 위하고, 위장에 무리를 주지 않도록 죽을 먹는다. 부처님께서 제자들에게 권한 음식이 바로 죽이다. 《마하승기율(摩訶僧祇律)》에는 죽의 열 가지 공덕이 나오는데 안색을 좋아지게 하고, 힘이 넘치게 되며, 수명이 길어지고, 안락하고, 목소리가 상쾌해지며, 감기에 잘 안 걸리게 되고, 공복감을 없애주며, 목마름을 없애주고, 대소변을 조정해준다고 설법되어 있다. 지금도 인도에 가면 식당이나 길에서 다양한 죽을 먹을 수 있는데 간이식당에서 파는 달콤한 죽은 양이 작아도 요기를 하기에는 충분하다. 태양빛이 머무는 점심에는 활동성이 많고 몸에 활력도 넘치기 때문에 딱딱한 음식이나 온전한 공양 등 심신을 보강할 수 있는 것으로 먹는다. 해가 지는 저녁은 아침과 점심에 먹은 음식의 소화와 배설을 위한 공양이 되어야 한다. 그 외의 시간이나 공양 시간이 아닌 때에 먹으면 식사의 규칙적 흐름이 깨지게 되고, 수행에도 영향을 줄 수 있기 때문에 잠을 너무 자거나 잠을 너무 자지 않아도 안 된다는 가르침처럼 음식도 때에 맞춰 먹어야 하는 것이다.

'제철 음식을 먹는 것'은 예전에는 지극히 당연하고 자연스런 일이었지만 오늘날에 와서는 수많은 냉장, 냉동음식과 밀봉하여 오래 보존해서 손쉽게 먹는 레토르트 식품 등이 많아져서 제철 음식이 아닌 음식들이 밥상을 점령하기도 한다. 계절에 따라서 음식 재료의 성분과 효과가 다르기 때문에 그 계절의 음식, 그 지방의 음식을 먹는 것이 면역체계나 상황에 맞는 영양을 공급받는 데 있어서 가장 효율적인 것이다. 뿐만 아니라 인간의 몸은 소우주이고, 24절기의 영향을 받기 때문에 계절에 따라 몸의 장기가 받아들이는 요소가 다르므로

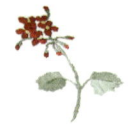

대안스님의
마음설레는
레 시 피

절기별 채소를 섭취하는 것이 좋다. 조리하지 않아도 신선하고 청정한 자연성이 물씬 배어 있는 음식이 되는 것이 제철 음식이기에 그 섭생이 중요한 것이다.

'골고루 섭생하는 것'은 제철에 나는 다양한 재료를 적당한 조리법으로 요리하여 섭취함으로써 영양소를 흡수하도록 하라는 가르침이다. 그러나 여기서의 '골고루'는 뷔페식처럼 온갖 종류의 음식을 먹는다는 의미가 아니라 세 가지 반찬이라도 음양오행에 맞는 식사를 하되 과하지도 또 덜하지도 않게 하는 지혜로운 섭생을 뜻한다. 정도가 지나침은 미치지 못한 것과 같아서 '과식'은 몸에 극대한 피곤을 몰아다주고 그로 인해 몸을 해치기도 한다. 그렇게 몸이 길들여지면 마음도 늘 욕심에 가득 차서 불안과 불만족을 가져오게 된다. 과식은 풍요로움의 탈을 쓴 탐욕으로 심신을 피폐하게 하는 어둠의 사자인 것이다.

이와 같은 맥락에서 '육식의 섭취'가 있다. 환자에게 필요한 약선 처방이 아니라면 이는 지극히 절제해야 한다. 불교의 계율에 가장 중요한 것이 '불살생(不殺生)'이다. 이는 생명존중의 사상을 표방하는 것이고, 대자비의 불성종자를 이어가기 위한 계율이다. 부처님은 《범망경(法網經)》에서 "일체의 보살들은 고기를 먹지 말아야 하느니라. 고기를 먹으면 한량없는 죄를 짓는 것이니 고기를 먹는 이는 경구죄(輕垢罪)를 범한 것이다"라고 하셨다. 이 세상에 살아있는 모든 생물(一切有情)은 아주 먼 과거로부터 나의 가까운 일가(親屬)이기에 고기를 먹는 것은 가능하지 않은 것이며, 고기를 먹으면 짐승이 두려워하므로 먹어서는 안 되며, 고기를 먹는 사람은 다른 사람의 신심을 파괴하기 때문에 먹어서는 안 되며, 일체유정이 모두 목숨을 사랑하는 것이 나와 다름없기 때문이라는 이유 등으로 고기를 먹어서는 안 되는 것이다. 나와 같은 공간에서 호흡하는 모든 생명을 나를 위해 해친다는 것은 너무나 큰 폭력이라는 부처님 말씀은 곧 육식을 하지 말라는 의미와 같다.

채식과 약선음식의 성식(聖食)

복을 기원하는 신앙을 기복신앙(祈福信仰)이라고 한다. 불교나 기독교 등 대표적인 종교단체에서는 이런 복을 기원하는 행위를 왜곡된 신앙생활로 본다. 물론 불교도 기복신앙의 종교는 아니다. 조선시대 이후 절 살림이 어려워졌을 때 민초들은 고민거리를 가져오면서 공양거리도 함께 가져왔다. 그리고 소원을 비는 기도를 올렸다. 이러한 기도는 빛이 되어 하늘로 올라가고 그 염원이 우주에 이르러 파동을 일으킨다. 정결한 기원은 기도하는 자를 돕도록 하여 기원을 이루도록 도와준다. '하늘은 스스로 돕는 자를 돕는다'는 말이 그저 속담에 불과한 것이 아니라는 말이다. 그러나 사람들이 늘 그렇게 지극정성으로 기원하기는 쉽지 않아서 큰 고민일수록 스님의 힘을 빌기를 바랐다.

실상 예로부터 스님들은 새벽부터 열심히 수행을 해왔지만 저잣

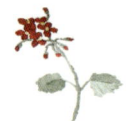

대안스님의
마음설레는
레 시 피

거리의 사람들은 그런 모습을 접할 일이 거의 없었다. 그리고 수행법을 안다고 할지라도 먹고 살기도 힘든 상황에서 가정을 돌보며 수행한다는 것은 너무 힘든 일이었다. 때문에 사람들은 절에 와서 수행을 배우기보다는 기도에 더 심혈을 기울였고 스님들은 종종 그 기원에 힘을 실어주었다. 그러다보니 사람들은 원력 높은 스님이 기도해주기를 바라게 되고 공양을 바치며 간곡히 부탁을 하기도 했다. 부처님 시대에도 많은 사람들이 부처님께 고민을 털어놓곤 했는데 그때마다 부처님은 그 일을 해결할 수 있는 깨달음을 주셔서 스스로 같은 고민에 휩싸이지 않도록 도와주었다. 사실 불교는 힘을 써서 만물을 도와주는 조력(助力) 신앙에 더 가까운 것이다. 그러나 절 살림이 어려웠던 조선시대 이후 스님들은 민초들에게 근심걱정을 해결할 수 있는 힘을 길러주고 함께 기도도 해주는 일을 해야만 했다. 이러한 전통 때문에 기복신앙적인 요소를 지니고 있긴 하지만 본래 한국의 불교는 선을 닦는 선종사찰(禪宗寺刹)이다. 선종사찰은 모든 것이 문자를 뛰어넘어 참선(參禪)을 통한 내적 관찰과 자기 성찰에 의하여 깨달음을 얻고자 한다는 것이다. 신라의 선종구산에서부터 지금까지 내려오는 불교의 수행이 '선(禪)'이라는 것이며, 한국의 대표적인 선종사찰은 조계종이라고 할 수 있다. 부처님 이래로 선이라는 것은 물 흐르듯 끊임없이 이어져 내려왔고 그 정신을 담아 신성하게 먹는 것이 바로 사찰음식이다. 감사함과 자비심, 깨달음을 담아 먹는 음식이 사찰음식인 것이다.

채식이라는 것은 재료의 구분에서 일컫는 음식의 종류이다. 육류성을 뺀 나머지 종류가 모두 채식에 속한다. 따라서 사찰음식도 채식의 분류에 속한다. 그렇지만 채식이란 의미는 광대해서 제철 재료가 아니더라도 채식이면 되고, 적극적 채식주의인 비건(Vegan)의 재료도 인스턴트식품인 라면, 과자나 레토르트 식품을 완전 배제하지는 못하는 형편이다. 물론 채식이란 의미는 기본적으로 생명존중사상을 담고 있다. 이웃을 사랑하고 지구를 사랑하고자 하는 마음이 담긴 음식이 바로 채식인 것이다. 그것이 비록 질병이나 미용, 다이어트로 인해 어쩔 수 없이 섭취하는 것이라 할지라도 육류성 음식보다는 낫다. 그러나 좀 더 마음을 닦아서 마음의 성찰이 이루어진다면 어쩔 수 없이 채식을 접하거나, 불편하지만 채식을 접하거나, 의무적으로 접하지 않아도 자연스럽게 채식과 만나게 된다. 채식과 사찰음식의 선의식이 만나면 자애롭고, 생명력이 강한, 부드러우면서도 강인한 채식의 품성이 몸과 마음에 깊숙하게 자리잡게 된다.

　모든 생명체에 약성이 담겨있다고 해서 음식 자체가 늘 약이 되는 것은 아니다. 조화로운 식생활이 약보다 나을 수도 있다는 의미쯤이라고 생각하면 무난할 것이다. 요즘 채식 요리 못지않게 약선 요리에도 관심이 많아지고 있다. 약선 요리는 약과 음식은 근원이 같다는 의미의 약식동원(藥食同原)에서 출발한 음식으로 약재가 되는 식물이나 거북이 껍질, 곰발바닥, 곰쓸개, 지네 등 약 성분이 있는 동물의 일부분을 재료로 사용한다. 한의학에 바탕을 둔 약선 요리는 동물성

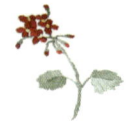

대안스님의
마음설레는
레 시 피

재료에 약재를 첨가해서 그 동물성 재료가 약의 성분을 용출해낼 수 있도록 하는 음식이다. 대중적인 약선 요리 중 하나가 삼계탕이다. 식물은 약초라는 이름도 함께 가지고 있듯이 동물성 재료로 만드는 요리에 곁들여 그 성품을 부드럽게 다스리도록 한다. 동물의 독성을 완화해서 약리 작용을 일으키도록 하는 데 없어서는 안 될 재료가 식물인 것이다.

질병에 따른 약선 요리도 필요 없는 것은 아니지만 잘못된 영양 주의의 선호로 약선 요리를 찾는 것은 좋지 않다. 지나친 약선 요리는 자연성을 혼란하게 하여 신체의 어느 한 곳은 지나치게 강하고 또 다른 곳은 약하게 되어 신체의 조화를 해친다. 강한 신체 부위에 초점을 맞춰 생활하다 보면 약한 부위는 치명적이 될 수도 있는 것이다. 그러나 사찰음식에서는 이러한 음식을 찾아볼 수 없다. 살아있는 것을 죽이지 말라는 불살생의 계율에 따라 사찰음식은 심신을 정화시키는 작용을 일으켜 심신을 조화롭게 만들어준다. 일반적인 식물과 약초는 스스로 자정 작용을 하여 온화함과 향긋함, 강인함이 삶에 어우러지도록 해준다.

소식의 미학

몸과 마음을 일깨우는 사찰음식의 특징은 소식이라 할 수 있다. 소식은 최소한의 음식을 섭취하는 것으로 소식을 통해 욕망을 절제하고 생명의 소중함을 체득할 수 있다. 조금 과장되게 표현하자면 많이 먹는 자는 많은 생명을 해치고 있는 자라고도 할 수 있겠다. 그래서 사찰에서는 최소한의 음식을 감사히 여기며 그 음식에 보답하고자 하루하루 성실히 살아가고 있는 것이다. 이른바 자연의 밥값을 치르려면 학생은 공부를 하여 사회에 나아갈 기초를 닦고, 직장인은 직장과 사회에 환원할 자신의 역량을 발휘하며, 가정에서는 이러한 사회적 역할과 가정적 역할에 충실할 수 있도록 정성을 담은 최소한의 요리를 효율적으로 만들어야 한다. 이것이 바로 음식인연법에서 말하는 밥값이다.

오신채는 부추, 파, 마늘, 달래, 흥거(興渠)를 의미하는데 이 중 흥거는 우리나라에는 없는 것으로 파나 양파처럼 짙은 향을 지니고 있는 채소다. 1992년 중국에 갔을 때 광동성 남화선사 부근 시장에서 흥거를 본적이 있는데 잎은 미나리처럼 생겼고 뿌리는 양파보다 작은 모양이었다. 안내해주신 스님이 흥거를 알려주며 냄새를 맡게 해주었는데 양파와 미나리를 합해 놓은 듯했다. 향이 강하여 오신채에 넣은 것으로 보인다. 파와 마늘은 음식을 만드는 데 꼭 필요한 재료로 스태미나에 좋고 약리적으로도 인간의 몸에 좋은 영향을 미친다고 알려져 있다. 이처럼 오신채는 영양학적으로 양기를 돋우는 좋은 재료들이지만 몸에 열이 많은 사람이 과하게 섭취하면 열독과 그로 인한 가려움증으로 고생할 수 있으니 주의해야 한다. 몸에 좋은 재료라도 모든 사람에게 이로운 것은 아니니 건강학, 영양학적으로만 생각해서는 안 될 일이다.

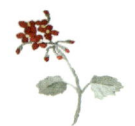

대안스님의
마음설레는
레 시 피

또한 《능엄경》은 "중생들이 선의 삼매를 구하려면 세간의 다섯 가지 신채를 끊어야 하나니 이 오신채는 익혀 먹으면 음심을 일으키고, 날로 먹으면 분노를 더한다"고 적고 있다. 오신채를 먹으면 마음을 산란하게 하고 화를 돋우어 비수행자적인 삶을 초래한다는 것이다. 오신채에 대한 기록은 초기 경전에서는 찾아볼 수 없다. 《대반열반경》, 《범망경》, 《법원주림》 등에 나타나 있는 것으로 보아 대승불교나 중국에서 정리한 것으로 보는 견해도 있다. 오신채의 특징은 재료 모두 강한 향을 지녔다는 것인데 강한 향은 타인에게 불쾌감을 주고 수행에 방해가 될 수 있으므로 금기시되었을지도 모른다. 기(氣) 수련을 잘못하면 상기병이 오듯이 양기가 상승하면 기가 뻗쳐 오히려 기를 흐트러뜨릴 수 있다. 또한 기가 상승하면 땀으로 분출되기도 하는데 심한 악취를 동반하는 경우가 많다. 따라서 마음의 고요를 찾고자 한다면 오신채를 멀리하는 것도 한 방법이라 할 수 있겠다. 수험생이나 취업 준비생, 무언가를 간절하게 바라는 이라면 오신채가 아닌 청정한 향을 지닌 재료에서 기를 얻기를 바란다. 기는 정갈한 마음과 바른 생각, 숙고에 의해서 얻을 수 있기 때문에 자극성이 강한 오신채를 빼고 요리할 것을 권하는 것이다. 오신채는 양기가 너무 강해서 심신의 안정을 해치는 것들에 대한 비유라고 생각해도 좋을 듯하다.

사람은 힘이 넘치거나 부족할 때 응고된 물질을 만들어내는데, 이것은 집착이 강할 때 더욱 맹렬해진다. 집착이 많은 응염체(凝念體)

는 번뇌를 일으키고 무시이래로 존재하는 번뇌는 오신채를 통해 업(業)을 끌어당긴다. 결국 잡다한 생각들이 번뇌를 일으키고 오신채가 계속 업을 끌어당겨 근심 걱정을 일삼고 마음의 눈을 흐리게 한다는 것이다. 이렇게 덮개에 갇힌 마음은 무명(無明)으로 인해서 고통스러운 삶을 만들 수도 있다. 건강을 위한 오신채의 선택은 건강에 대한 집착의 끈으로 나를 불행하게 만들 수도 있다는 사실을 명심해야 한다.

그러나 이러한 오신채에 대한 탐착을 없앤다면 좋은 약재로 쓸 수도 있다. 《법원주림》에서 부처님은 그 밖의 약으로 치료할 수 없는 병든 비구에게만 마늘을 7일 동안 먹을 것을 허락하되, 구석진 곳에 있는 작은 방에서만 먹을 것이며, 먹은 뒤에는 대중이 쓰는 평상이나 이불에 누워서도 안 되고 대중이 대·소변을 보는 곳이나 강당이 있는 곳에도 모두 가서는 안 된다고 하셨다. 그리고 7일이 지난 후에는 목욕을 하고 옷을 바로 입은 뒤에야 대중에 들어갈 수 있다고 했다. 병자에게는 고기와 같이 오신채도 허락되었으나 주변의 수행자에게 방해가 되지 않고 스스로 자정하는 시간으로 삼으라는 의미다.

오신채, 힘의 원천인가? 탐착의 시작인가? 오신채는 맑고 밝은 본성을 지닌, 바로 나 자신의 마음소리를 받아들여 행해야 하는 선택의 음식인 것이다.

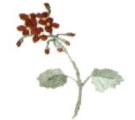

우리네 식탁에서 세계로 뻗어가는 사찰음식

불교에서는 식사를 공양(供養)이라 한다. 무엇이든 바치는 것을 공양이라 하는데 밥 또한 몸을 위해 생명력을 바치는 것이기에 공양이라고 표현한다. 밥을 먹을 때에도 부처님의 가르침을 배우고 자연의 고마움과 공덕을 생각하며 먹으라는 의미다. 하루 세 번 공양을 할 때마다 이런 의미를 생각하며 의례에 따라 식사하는 것을 발우공양이라 하는데, 식사 때마다 깨달음을 구하여 중생을 교화하려는 보살(Bodhisattva)로서 살겠다는 거룩한 의식이다. 발우(鉢盂)의 발(鉢)은 인도 산스크리트어의 빠트라(Pātra)로 발다라(鉢多羅)의 약칭이며, 우(盂)는 한자로 그릇이라는 뜻으로 발우를 응량기(應量器)라고도 한다. 이것은 음사와 번역의 합성어로 각자 자기가 먹을 수 있는 양에 따라 공양하는 그릇이라는 뜻이다.

6년 동안 고행하신 부처님께서는 보리수 아래에서 해탈하신 후에 5백의 수레에 보배를 싣고 지나던 타푸샤(Tapussa)와 발리카(Bhallika) 두 상인에게 첫 공양을 받으셨다. 사천왕도 무릎 꿇고 경배를 드리는데 '과거 모든 부처님께서 다 발우를 거쳐 공양을 받았거니'하고 생각하실 때에 사천왕이 네 개의 돌그릇에 하늘 꽃을 담아 부처님께 올렸는데 부처님께서 이를 받아 네 개를 하나로 포개어 쓰셨다. 부처님의 깨달음과 첫 공양으로부터 법공양인 발우공양을 하는 전통이 생겨났다고 한다.

　발우는 식사를 위한 승려의 도구일 뿐만 아니라 중생제도의 도구로도 쓰인다. 어리석음으로 아흔 아홉 명의 생명을 해치고 부처님과 만난 앙굴리 말라가 부처님의 가르침을 받고 교화되어 제자가 된 다음 날 발우를 들고 탁발에 나가는 일화가 있다. 앙굴리 말라는 원래 생명을 해치지 않는다는 뜻의 '아힘사(不害)'라는 이름을 가졌지만 어리석은 마음을 지녔던 까닭에 아흔 아홉 명의 생명을 해쳤다. 그렇게 죽인 사람들의 피 묻은 손가락을 모아 목걸이를 만들어서 앙굴리 말라(Aṅgulimāla 손가락 목걸이)라는 이름을 얻었다. 이때 부처님을 만나기 전 어리석은 삶을 살았을 때의 잔악함을 아는 이들은 그를 두려워하며 발우를 채워주지 않았지만 결국 앙굴리 말라는 발우에 음식을 담아올 수 있었다.

간편 도시락에서 풍미의 도시락까지

　몸과 마음의 건강에 대한 생각이 재조명되면서 음식이나 명상에 대한 관심도 많아지고 있다. 여러 방송 채널에서는 이런 요소들을 감안하여 사찰음식에 대해서도 진지하게 다루고 있다. 사찰음식점 발우공양을 통해 사찰음식의 대중화를 실천하고 있는 나 역시 무엇이든 해치지 않는 불살생과 기운을 다스리는 자연 그대로의 음식들로 사람들을 초대하고 있는 터라 마음이 흐뭇하다. 이 모든 것이 절집 밥상에서 기인한 것이고 이를 전승하는 사람으로서의 기쁨과 소명감

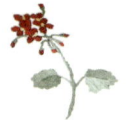

대안스님의
마음설레는
레시피

이 남다를 수밖에 없는 것이 사실이다. 그래서 나는 더욱 선한 음식인 사찰음식의 대중화를 위해 실질적인 메뉴 개발과 과학적 접근을 접목한 식품영양학의 연구, 마음공부에 대한 끈을 놓지 않고 대중에게 보다 가까이 다가서기 위한 방법을 모색하고 있다.

석가모니 부처님의 가르침인 경론(經論)을 강설(講說)하는 강당(講堂) 또는 강설당(講說堂)이라고도 하고 지금은 승가대학(僧伽大學)이라 불리는 강원(講院)에서의 산행은 많은 음식을 챙겨서 떠나야 하는 불편함이 있다. 누구나 평등해야 하기 때문에 똑같은 크기와 모양의 도시락이 주어진다. 도시락은 무장아찌를 다져서 참기름에 무친 후 김가루를 뿌린 주먹밥과 물 한 병이 전부다. 스님들은 종종 원을 이루고자 맹세하고 기도도 하는 원행(願行)을 나간다. 승려들은 한곳에 머물다가도 수행의 길을 떠날 때가 되면 한 끼 음식을 걸망에 지고 가볍게 길을 나서는 것이다.

한때 어른스님의 원행시자 소임을 맡았던 적이 있었는데 스님이 원행을 가실 때마다 도시락을 챙기는 것은 나의 몫이었다. 어른스님께 향심을 가지고 성심껏 모시는 것이 나의 소임이었기 때문이다. 언젠가 스님께서 인도로 원행을 떠나신 적이 있었다. 그때 나는 스님의 도시락 때문에 한참을 고민해야 했는데 그 고민을 단번에 해결해준 것이 바로 된장구이였다. 된장을 콩알이 남아 있지 않도록 잘 치대고 청홍고추는 다져서 물기를 꽉 짜놓는다. 그리고 표고버섯을 다져서 된장과 함께 덖어 식힌 후 경단 모양으로 동그랗게 빚어놓는다. 가마솥에 은근하게 불을 지펴 된장이 바짝 마르도록 구운 후 이것을 다시 그늘에서 말려 낱개로 드시기 좋게 포장했다. 이렇게 만든 된장구이로 스님께서는 인도에서도 뜨거운 물만 있으면 간편하게 된장국을 만들어 드실 수 있었던 것이다.

세속에서와 마찬가지로 사찰에서도 도시락은 필요하고 용이한 것이다. 하지만 1960~70년대 도시락 문화가 발달하지 않았던 때에는 사찰에서도 연구하고 실험하여 영양과 간편함을 갖춘 선한 도시락을 만들어야 했다. 그러던 것이 현대에 와서는 배달 음식이나 인스턴트식품인 정크푸드, 육식과 조미료가 범벅되어 혀를 농락하는 도시락에 점령당해버렸다.

어릴 적 학교 다닐 때 도시락 반찬은 주로 김치였는데 가끔은 김치 국물이 쏟아져 곤욕을 치르곤 했다. 사찰도시락도 주먹밥 외에는 된장이나 장아찌, 나물을 적당히 한 곳에 담을 수밖에 없어서 묘한 맛의 도시락이 만들어지곤 했다. 그러던 것이 90년대 초부터는 절집 살림이 조금씩 나아지면서 사찰음식도 다양한 옷을 입기 시작했다. 감자로 도우(Dough)를 만들어 채식피자를 만들고, 채식자장면도 만들어 먹을 수 있었던 것이다. 나 역시 원행시자를 하며 누구보다 도시락의 필요성을 절실히 느끼고 있었기에 《즐거운 소풍》이라는 책을 통해 도시락 20선을 선보이기도 했다. 도시락을 싸 들고 소풍 가기 좋은 서울 근교의 사찰을 소개한 책이었다. 그것의 연장선으로 도시락 전시회를 열기도 했고, 2011년 봄에는 발우공양 콩을 오픈하게 되

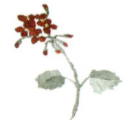

대안스님의
마음설레는
레 시 피

었다. 발우공양 콩은 간단하면서도 영양 좋은 음식을 나누자는 마음을 담고 있기에 도시락에 대해서도 심혈을 기울이고 있다. 그저 한 끼 때우기 식의 도시락이 아닌 정성과 여유로 만들어 공덕의 음식이 되는 도시락, 곡류와 채소류, 구근류, 줄기, 열매, 꽃, 견과류, 두류 등의 재료들을 넣어서 오미오색을 한 번에 즐기고 음미할 수 있는 도시락을 만들고 있는 것이다. 소박한 도시락, 오감으로 즐길 수 있는 보기 좋은 도시락, 건강에 좋은 도시락, 낭만과 여유를 즐길 수 있는 휴식의 도시락과 같은.

외국인이 사랑하는 사찰음식

경제협력개발기구(OECD) 본부에서 근무하는 한 외교관의 노력으로 전주에서 한식세미나가 열리게 되었다. 이때 우연히 세미나에 참석하게 된 프랑스의 유명한 미식평론가 클로드 르베(Claude Lebey) 씨는 세미나를 마친 후 서울 음식 기행에 나섰는데 80세가 넘은 나이에도 여전히 활력 넘치는 모습이 꽤 인상적이었다. 프랑스로 돌아가야 할 시간이 얼마 남지 않은 상황에서 서울의 유명한 한식점을 서너 군데 돌아보게 되었는데, 그때 마침 발우공양의 오픈이 세간의 관심을 받고 있었던 터라 발우공양에도 들르게 되었다. 그는 음식의 모양과 맛의 연결 등을 유심히 관찰하기도 하고 날카로운 질문을 던지기도 했다. 그리고 한국의 음식 중 사찰음식이 최고라고 품평하였다. 그 인연으로 파리의 걀르리 라파예트(Galerie Lafayette) 백화점에 사찰

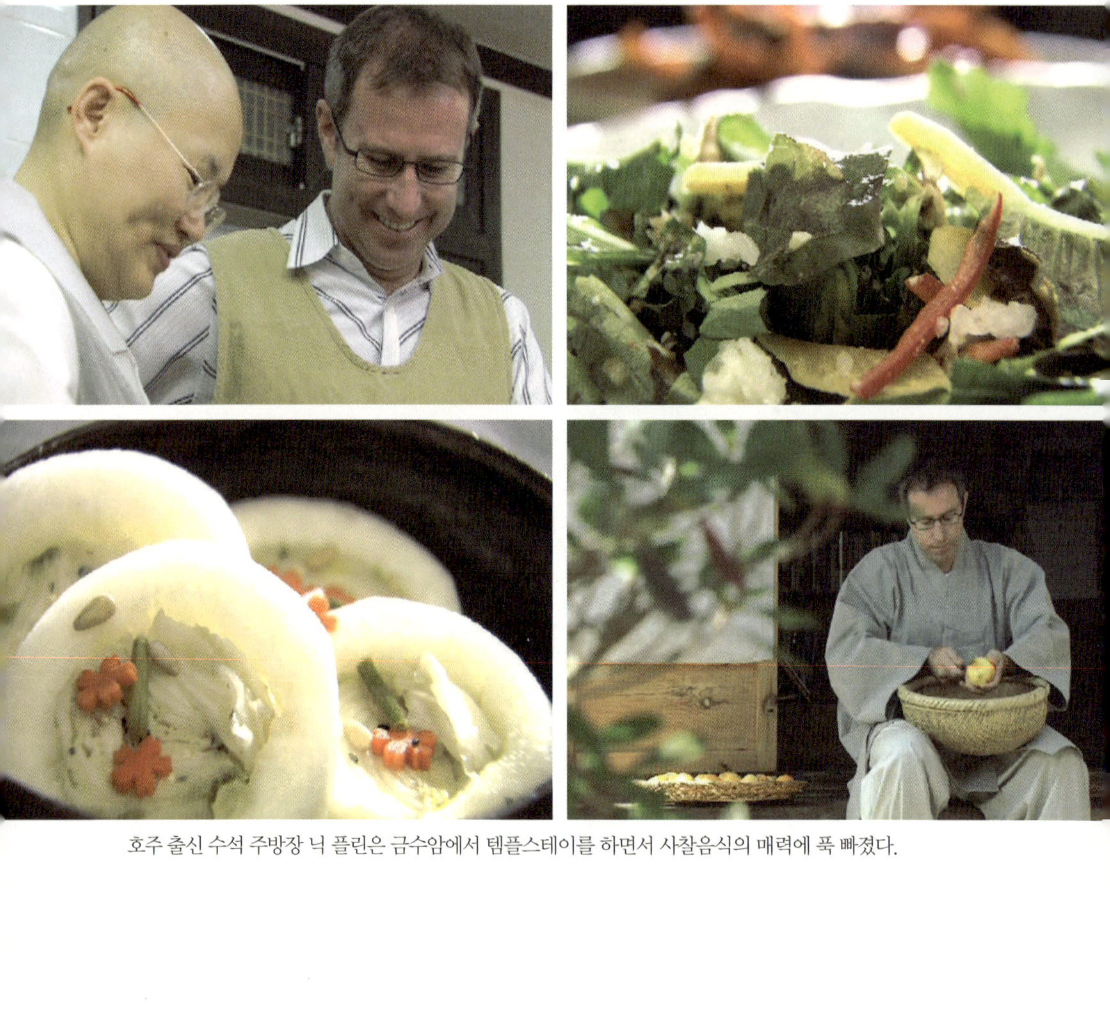

호주 출신 수석 주방장 닉 플린은 금수암에서 템플스테이를 하면서 사찰음식의 매력에 푹 빠졌다.

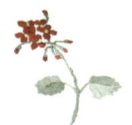

대안스님의

마음설레는

레 시 피

음식점을 오픈하는 일까지 진행되었다. 파리 시내가 한눈에 내려다보이는 백화점 테라스에 한국의 사찰음식점이 들어선다는 것은 정말 기쁘고 영광스러운 일이었다. 파리 현지 관계자와 지인들은 국가 경쟁력까지 높이는 일이라며 많은 격려와 응원을 해주었다. 그 힘찬 박수 속에서 지금껏 사찰음식을 해오며 힘들었던 기억들은 눈 녹듯 사라져버렸다.

사찰음식의 세계화로 뛰는 가슴을 주체하지 못하고 있을 때 호주 출신의 요리사 닉 플린(Mr.Nick Flynn)이 지난해 금수암을 찾아왔다. 코엑스 인터컨티넨탈 서울의 레스토랑 '스카리 라운지'에서 수석주방장으로 있는 그가 금수암에서 템플스테이를 하게 된 것이다. 닉 플린은 산사 체험을 하는 내내 나를 부러운 눈으로 쳐다봤다. 아름다운 자연 속에 자리한 금수암에는 장작으로 음식을 할 수 있는 아궁이와 가마솥이 있어서 부럽고, 싱그러운 제철 채소를 마음대로 구할 수 있는 텃밭이 있어서 부럽다고 했다. 입식 문화가 아닌 좌식 문화, 까다로운 절차와 묵언 속에서 행해지는 발우공양들은 무척이나 생경한 것이지만 그것 역시 기분 좋은 불편함이고 낯섦이라고도 했다. 또한 그는 사찰음식에 대해 매우 섬세하고, 맛있고, 단순하며, 완벽한 아름다움과 독특한 풍미까지 지닌 음식이라고 평하며 경이로워하기까지 했다. 동경과 감탄의 빛으로 가득한 그의 푸른 눈을 보면서 나 역시 내 일에 보람을 느끼고 또 앞으로 내가 해야 할 일이 무엇인지에 대해 생각해보는 기회를 갖게 되었다. 그는 자연을 존중하며 만드는 음식, 식품 첨가물이 없는 이 아름다운 사찰음식을 꼭 만들어보겠노라며 말갛게 웃어보였다. 그러고 보면 이토록 멋진 음식을 매일 먹고 있는 우리들은 행운아인 셈이다.

〈사관과 신사〉, 〈귀여운 여인〉, 〈뉴욕의 가을〉 등에서 부드러운 눈매와 매력적인 웃음으로 많은 여성들의 마음을 사로잡았던 리처드 기어(Richard Gere)가 발우공양 콩을 방문한 적이 있었다. 유명한 외국 배우의 갑작스러운 방문에 약간은 상기되기도 하고 또 조금 우려가 되기도 했지만 그는 만찬 시간 내내 자상하고 온화한 미소로 분위기를 좋게 이끌어주었다. 리처드 기어는 현재 뉴욕에서 식당을 두 군데나 운영하고 있다며 앞으로는 동양 음식점도 운영해보고 싶다고 했다. 사찰음식점은 어떻겠냐는 총무원장스님의 제안에 그는 환하게 웃으며 "대안스님이 와서 도와줄 수 있느냐"고 물어오기도 했다. 리처드 기어는 식사 후 기꺼운 마음으로 사진 촬영에 응해주었고 음성 녹음도 남겨주었다. 기계 작동 미숙으로 녹음이 지워져 무척이나 아쉬웠지만 그때의 뿌듯함은 아직도 생생하게 남아 있다.

음식이 삶의 필수 요소로만 여겨졌던 시대를 지나 이제 음식은 삶의 질을 좌우하는 매개체가 됐을 정도로 그 영향력은 점점 커지고 있다. 먹을 음식이 없어 늘 굶주림을 끌어안은 채 힘겹게 살아가는 사람들이 있는가 하면 지나친 탐식으로 인해 질병에 걸려 고통스러운 삶을 영위하는 사람들도 있다. 음식의 빈곤과 음식의 풍요 속에서 사람들은 고통 받고 있는 것이다. 특히 육식이 점점 늘어남에 성인병

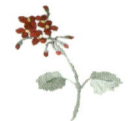

대안스님의
마음설레는
레 시 피

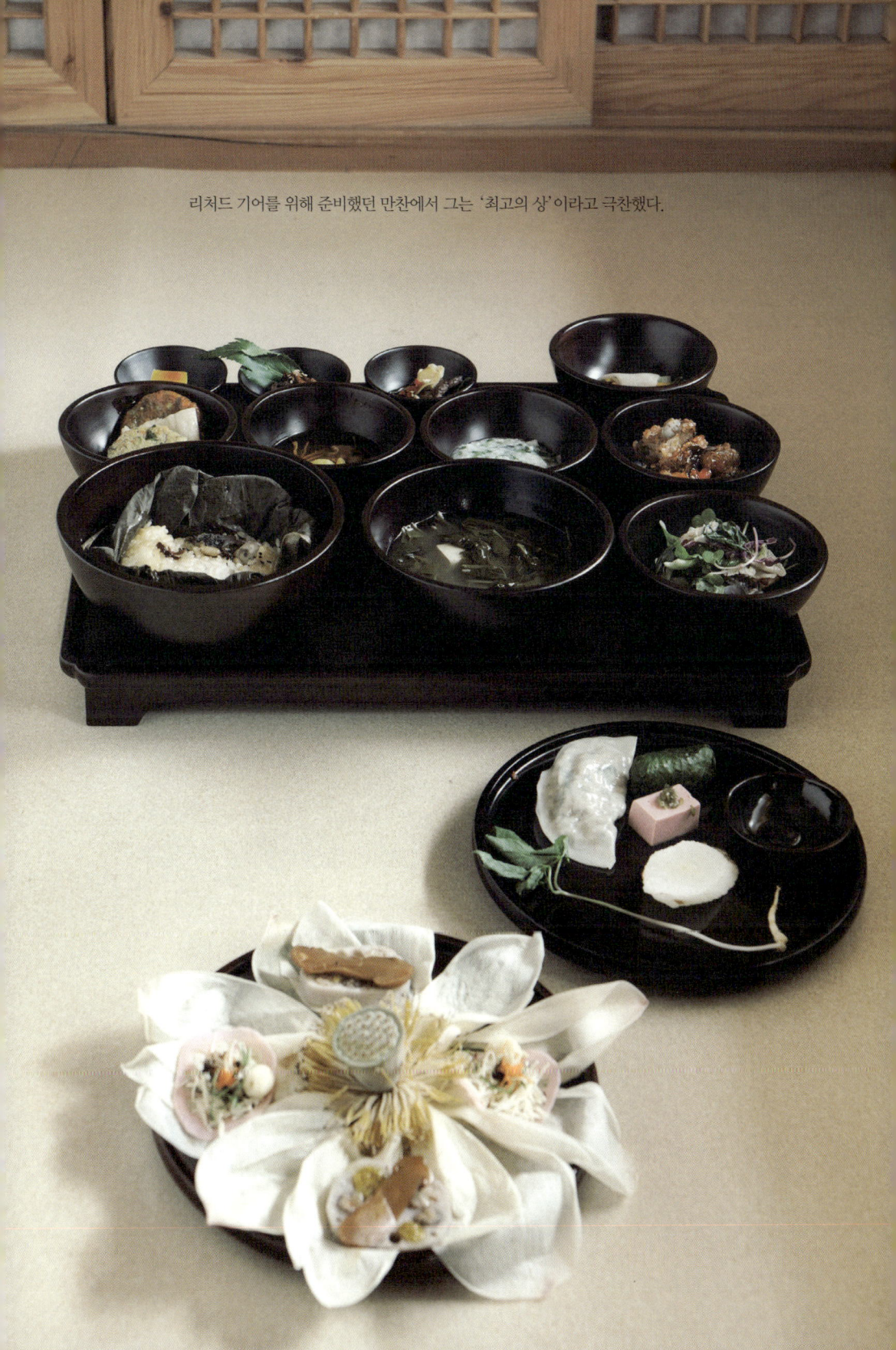

리처드 기어를 위해 준비했던 만찬에서 그는 '최고의 상'이라고 극찬했다.

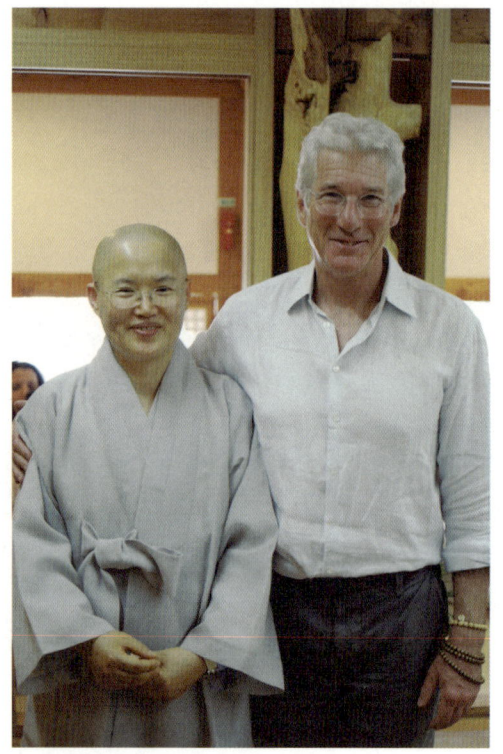

지난해 발우공양을 방문한 배우 리처드 기어.
그는 미국에 돌아가서도
한국에서 가장 인상 깊었던 점으로 사찰음식을 꼽았다.

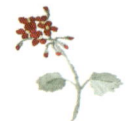

대안스님의

마음설레는

레 시 피

이 만연하고 생명존중사상 또한 빠르게 퇴색되어가고 있다는 것은 심각한 문제가 아닐 수 없다. 이런 상황에서 '선한 음식'인 사찰음식이 생명을 지닌 모든 존재들의 평화를 위한 대안이 될 수 있다는 것은 참으로 다행스러운 일이다. 이것은 사찰음식의 세계화가 필요한 이유이기도 하다. 우리나라뿐만 아니라 다른 나라에서도 채식을 다루는 음식점은 그리 많지 않다. 하지만 서구 사람들은 합리적이고 논리적인 사고에 익숙하면서도 철학적인 사고로 무장되어 있기 때문에 우리의 사찰음식이 평화를 사랑하고, 환경을 사랑하며, 모든 것을 존중하고 나누는 나를 위한 음식 그리고 내 이웃을 위한 음식이라는 것을 인식하게 되면 육식의 거대한 폭력 속에서 빠져나와 사찰음식으로 다가올 것이다. 또한 오묘하고 신비한 맛과 향을 지닌 사찰음식이 자연을 담은 건강식이며 평화의 음식이라는 것을 깨닫게 되면 그 담백하고 정갈한 매력 속으로 푹 빠져들게 될 것이다.

자극적인 맛에 길들여진 현대인의 입맛을 바꾸기 위해서는 사고의 전환이 필요하다. 조미료는 화학적인 물질이기에 천연물질로 이루어진 우리에게 들어오면 소화 흡수 대사가 되는 동안 영양소로 만들어지지 못하고 병폐를 안겨주기 쉽다. 그러나 사찰음식은 식물의 뿌리, 줄기, 잎, 열매, 꽃을 이용하여 만드는 음식이며, 모든 여법함을 담은 '다움'의 음식이기에 단순한 채식과는 차별성을 가진다. 사찰음식은 몸의 노화를 막고 오랫동안 젊음을 유지시켜 활력 있는 삶을 영위할 수 있도록 도와주는 고마운 존재인 것이다.

K-Pop 열풍처럼 K-사찰음식(Temple food)으로

대한불교조계종 종단 주최로 개최된 뉴욕 CIA 국제요리학교에서의 '한국 사찰음식' 특강, 독일 ITB 박람회, 프랑스 파리의 한국문화원에서 열린 '한국 불교와의 만남' 등 세계 주요 도시에서 사찰음식을 소개하는 체험 행사가 거행되었다. 여러 행사에서 강연을 하면서 사찰음식에 대한 자긍심은 물론 사찰음식의 세계화에 대한 희망적인 비전을 갖게 되었다.

2010년 조계종단에서 UN 방문행사와 '한국 사찰음식의 날' 행사를 위해 뉴욕인을 위한 대규모 만찬을 준비했다. 사찰음식을 하는 스님들이 참여하는 국제행사로 많은 사람들의 관심을 끌기에 충분했고 모두들 감동의 말을 쏟아내었다.

지난해에는 독일에서 ITB 박람회 행사가 개최되었다. 바쁜 일정이었지만 나는 전혀 고단하지 않았다. 우리 사찰음식을 알리고, 그 정신을 전파할 수만 있다면 부단한 행보는 오히려 기쁨이고 행복이었다. 베를린에서의 시간은 알차고 새로운 것이었다. 우리와는 사뭇 다른 식생활을 하는 민족이기에 더욱 흥미로웠다. 그들에게서 세계화에 필요한 요리 아이템을 발견할 수 있으리라는 기대 때문이었다. 특히 아침이 되면 빵을 사기 위해 모두들 마트로 향하는 모습이 참 이채로웠다. 우리가 머물던 민박집의 주인도 매일 아침 마트에서 갖가지 빵을 사와 진열대에 채우곤 했다. 볼품은 없지만 맛은 일품인 빵은 가격도 저렴할 뿐만 아니라 매우 신선했다. 아침 풍경을 감상한

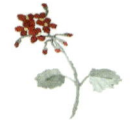

대안스님의
마음설레는
레 시 피

후에는 박람회에서 선보일 음식을 만들었다. 박람회장에서는 시연과 시식을 한 시간 동안 진행했는데 넥타이를 맨 건강한 남자들이 진지한 표정으로 시연 강의를 듣고 시식을 위해 한 시간 이상씩 줄을 서는 모습은 퍽 인상적이었다. 그들은 한결같이 호기심어린 표정으로 한국 사찰음식에 관심을 표했는데 한국에서 가져간 곰취장아찌에 현미밥과 채소를 넣어 만든 장아찌쌈밥은 꽤 인기가 좋았다. 두부와 들깨가 들어간 미나리들깨즙탕과 잣과 더덕으로 만든 소스에 갖은 채소를 썰어 만든 샐러드 역시 그 부드러운 맛에 감탄을 금치 못했다. 소시지와 족발이 주식인 독일에서의 채식은 양배추를 얇게 썰어 기름에 볶은 요리가 고작이다. 그나마 채소 요리도 기름에서 자유롭지 못한 것이다. 나는 진정으로 트랜스지방의 과다에서 오는 유해함 때문에 그들이 염려되었다. 그리고 사찰음식을 사랑해준 그들을 위해 부드러운 맛을 내는 채식요리를 더 개발하리라 마음먹었다.

독일을 떠나 에펠탑과 요리의 나라 프랑스로 갔다. 사람들은 한 해에 파리를 세 번이나 가다니 복도 많다며 우스갯소리를 하곤 했지만 갈 때마다 이런 저런 요리 연구로 바빴고 새로움과 정성이 담긴 요리를 하느라 주위를 둘러볼 여유가 없었다. 유네스코의 밤에는 많은 대사들도 참석했는데 특히 이리나 보코바(Irina Gueorguieva Bokova) 유네스코 사무총장의 참석은 의미가 깊은 것이었다. 바쁜 일정 속에서 날마다 벌어지는 각국의 행사에 참석하기란 무척 어려운 일이었을 텐데 시간을 내서 찾아와주었다는 것만으로도 감사했던 것이다. 행사

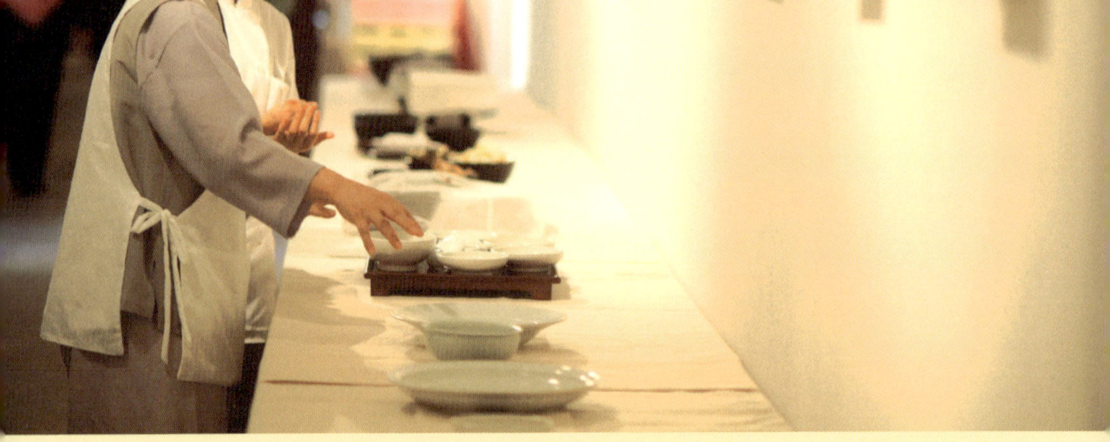

뉴욕에서 열린 '한국 사찰음식의 날' 만찬을 점검하는 대안스님.

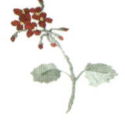

대안스님의

마음설레는

레 시 피

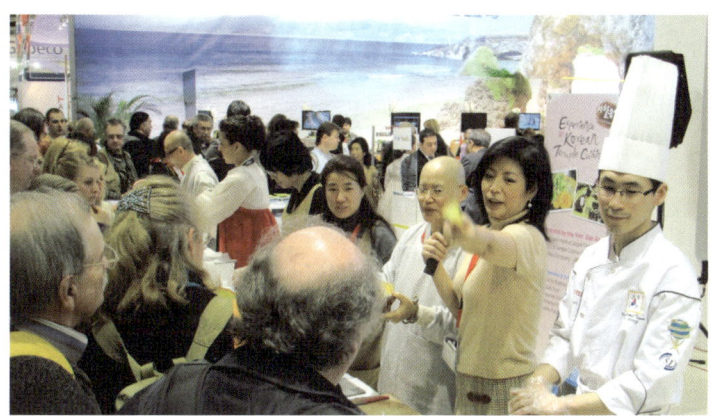

독일 ITB 박람회에서 열린 사찰음식 시연·시식회에 많은 관심을 보이는 외국인들.

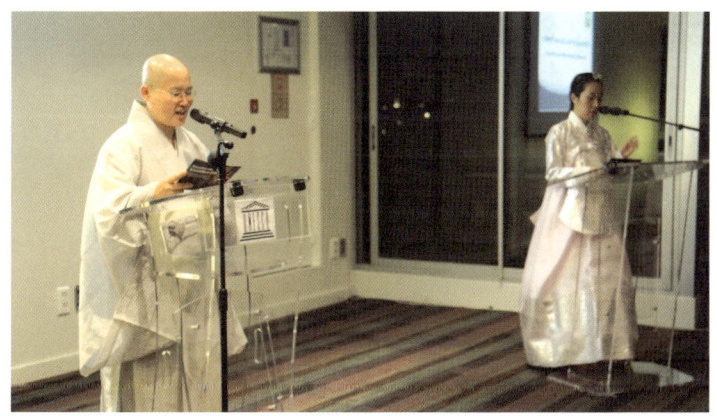

파리에서 열린 '유네스코의 밤' 행사에서 귀빈을 위한 상차림을 마련한 대안스님이 내레이션을 하는 모습.

에 참석해준 모든 이들에게 감사하는 마음을 담아 귀빈을 위한 한상차림으로 발우공양에서 제공하는 최상위 식단을 내놓았다. 정성껏 올린 사찰음식을 흡족한 얼굴로 맞이하는 그들의 모습을 보면서 세계가 좀 더 풍요로워지는 듯한 느낌을 받았다. 세계인이 모두 한 밥상에서 소통하며 가족처럼 음식을 나누는 것이야말로 내가 바라는 세상이고, 부처님이 바라는 세상이며, 모든 인류가 바라는 세상이니까.

가는 곳마다 사찰음식에 대한 반응은 무척이나 뜨거웠다. 많은 이들이 사찰음식이라는 독특한 문화에 대하여 흥미를 느끼고 관심을 가져주었다. K-Pop이 아이돌 스타들의 단순한 노래잔치가 아닌 그들의 음악과 의상은 물론 그들의 삶과 사상, 문화 등을 아우르는 문화적 이벤트를 만들어내는 것처럼 사찰음식의 세계화 또한 사상적 교류 및 외교적 교류에 큰 도움을 줄 것이라 믿고 있다. 음식으로 인한 소통은 우리 문화를 수출하고 더 나아가 세계를 하나로 만드는 데 큰 역할을 담당할 것이다. 그러기 위해서는 자리이타의 자비심, 배려, 만족, 감사를 담은 소통의 음식이 되도록 선한 음식을 만들기 위한 마음공부와 사찰음식에 대한 연구를 끊임없이 해나가야 한다. 또한 삼바의 나라-브라질, 불교의 나라-미얀마, 히말라야의 나라-네팔, 피라미드의 나라-이집트, 전쟁의 나라-이라크, 핍박의 나라-시리아처럼 사찰음식의 나라-대한민국이라는 등식이 성립될 수 있도록 노력해야 할 것이다.

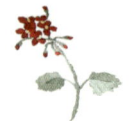

대안스님의
마음설레는
레 시 피

사찰음식에 대한
나의 버킷리스트

한국 사찰의 수행정신이 담긴 사찰음식은 먹는 이의 생각을 전환시켜 자연에 대한 고마움을 깨닫게 하고, 숙고하며 먹으니 탐식으로 병이 드는 것을 막게 되고, 정체성을 회복시켜 영혼을 맑게 해준다. 이러한 사찰음식을 세계화할 수 있는 구체적인 방법은 무엇일까?

사찰에 머물며 자연 속에서 나를 느끼고 스님들의 수행 공간에서 함께 식사를 하면 한국을 방문한 외국인들의 만족감은 훨씬 증대되지 않을까? 일본의 정진요리 음식점에서 음식을 경험하는 것보다 이러한 사찰 체험(Temple stay)을 통해 얻어지는 생생한 감동과 추억은 분명 한국에 다시 오고 싶은 마음을 자라나게 해줄 것이다. 또한 사찰음식에서 비롯된 음식에 대한 새로운 가치관은 자신이 살던 곳으로 돌아간 후에도 사찰음식의 의미를 되새기게 해줄 것이며, 사찰음식의 의미와 가치는 점점 더 많은 사람들에게 전파되어 세계로 뻗어나갈 것이라 믿어 의심치 않는다.

맛의 창조, 전통에서 다채로움으로

인간 세상에서 이것은 전통이고, 이것은 비전통이다는 의식은 어떤 의미일까?

인간 세상에서 이것은 정법이고, 이것은 비정법이다는 의식은 어떤 의미일까?

　인간 세상에서 이것은 과학이고, 이것은 비과학이다는 의식은 어떤 의미일까?

　세상은 빠르게 변하지만 인간은 여전히 삶을 살아가는 주체로 살아간다. 이러한 역사 속에서 전통이 사라지기도 하고, 비전통이 전통으로 자리잡기도 하고, 정법이 비정법이 되었다가 비정법이 정법으로 되기도 하고, 비과학이 밝혀지면 과학으로 불려지고, 과학적으로 모순이 명확히 있거나 잘 모르면 역시 비과학으로 불려진다. 삶은 늘 역동적이고, 순환적이며, 변화하고 있다는 것이다.

　우리가 전통만을 고집한다면 새로운 맛의 창조는 일어나지 못한다. 발전은커녕 전승조차 어려워지는 상황을 초래할 수도 있다. 자연환경이 바뀌면 음식 재료도 바뀌고, 그에 맞게 요리법도 변화되고 창조되는 변신이 필요한 것이다. 그러나 변신은 어렵다. 변신은 낯설기 때문에 공감시키기가 쉽지 않다. 주변을 어느 정도 변신시켜야만 변신이 시작되는 것이기에 느리게 발전할 수밖에 없다. 세상과 함께하는 눈높이가 공감이고, 세상과 적극적으로 대화하는 것이 소통이다. 세상을 존중하며 사찰음식을 하다보면 그 맛은 다채로워지고 새로운 맛이 창조되기 마련이다.

　한국의 사찰음식에는 튀김이 없지만 일본의 정진요리에는 튀김요리가 있다. 그러나 요즈음에는 한국 사찰음식에도 감자피자, 가지파스타, 채식자장면, 라이스버거 등 새로운 음식이 생겨나고 있다.

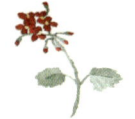

대안스님의
마음설레는
레 시 피

이처럼 전통만 고수하는 것보다는 여법하게, 유연하게 조금씩 변화를 주면서 발전시켜야 한다. 오감으로 느끼며 행복하게 먹는다는 것은 사찰음식을 더 사랑하게 되는 계기가 될 수 있다. 전통을 바탕으로 색다른 맛을 자연스럽게 가미해서 기호에 맞춰 만든다면 그 음식의 전통은 더 오래 이어질 수 있다.

우리의 전통음식은 '기다림의 음식'이라고 할 수 있다. 찌고, 발효하고, 숙성시키는 장류는 기다림의 미학이 절정에 달하는 음식이다. 된장이나 간장 모두 제 본성이 우러나올 때까지 기다리는 음식이다. 그러한 원칙을 지키면서 상황에 맞게 음식을 만들어 먹으면 된다. 장을 담그기 어렵다면 제대로 잘 담근 장을 고르는 지혜를 키우는 게 필요하다. 장은 어머니 손맛이라고 우길 수만은 없는 노릇이다. 여유로운 창조를 통해 맛을 지키고 음미하는 법을 배워야 한다.

우리 전통음식 중에 두부를 된장 속에 석 달 이상 넣어두었다가 밑장으로 먹는 두부장이라는 것이 있다. 냉장고도 없고 반찬 또한 귀했던 시절 훌륭한 반찬이 되어주었던 이 두부장에 두 가지의 변화가 일어났다. 첫 번째는 인식이 바뀌어서 도무지 먹을 수 없는 음식이 돼버렸다는 것이다. 요즘 많은 사람들이 건강관리를 위해 저염식을 섭취하는데 그에 비해 두부장은 너무 짠 음식인 것이다. 두 번째는 환경에 따른 재료의 변화로 두부가 삭기 일쑤고 동시에 물이 생겨서 된장 자체가 흐물흐물해진다는 것이다. 그래서 그 맛을 부드럽게 이어가는 조리법을 개발했는데 집간장과 조청을 섞은 장에 보름 동안 담가놓았다가 장물을 따라낸 다음 된장을 첨가하여 치대어 일주일 정도 더 숙성시키는 것이다. 이렇게 만든 두부장은 옛날에 만들어 먹던 두부장의 맛과 영양을 고스란히 담고 있다. 이것은 바탕을 무시하지 않은 계승이었고 이러한 계승을 위한 창조는 앞으로도 계속 연구되어야 할 것이다.

맛의 변혁, 조화로운 창조

사찰음식은 소박하지만 특별한 음식이다. 누구나 먹어도 탈이 없는 특별한 음식이다. 누구하고나 평화롭게 맛을 나누는 특별한 음식이다. 너무 담백해서 그 깊은 맛을 모르고 지나치기 쉬운 특별한 음식이다. 그 맛을 음미하면 깊은 자비심까지 느껴지는 특별한 음식이다.

매일 밖에서 음식을 사 먹어야 하는 사람들은 조미료에 몸이 절어 힘들다며 하소연을 한다. 집에서 만든 음식은 질리는 법이 없으나 밖에서 먹는 음식은 쉽게 질리게 되어 사람들은 끊임없이 새로운 음식을 찾아다닌다. 밖에서 사 먹는 음식에는 신선한 재료와 조미료를 걷어내고 손쉽게 구할 수 있는 가공식품이 한 가지 이상씩은 들어가 있기 마련이다. 게다가 기름지고 갖은 양념이 너무 요란히 들어간 데다 강한 오신채로 맛을 내고, 또 거기에 가공된 재료를 적절히 배합하여 맛을 낸 생명력 없는 음식이기 때문에 쉽게 질리게 되는 것이다.

사찰음식의 재료는 어디에서든지 쉽게 구할 수 있다. 가까운 곳에

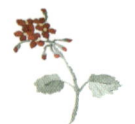

대안스님의
마음설레는
레 시 피

서 계절에 따라 나오는 것을 절제된 요리법으로 만들면 된다. 생명의 소중함과 감사함을 느끼며, 내가 먹는 음식은 나를 위해 정성껏, 누군가를 위한 요리는 음식 먹을 사람을 떠올리며 성의껏 만들면 된다.

지난해 여름 키는 훤칠하지만 몸집이 좀 크고 배가 넉넉히 나온 호주 여인이 일본인 남편과 같이 인터뷰를 하러 왔다. 그녀는 배추비트밥을 먹으면서도 고개를 갸우뚱하고, 콩햄샌드위치를 먹으면서도 고개를 갸우뚱, 버섯칠보채를 먹으면서도 역시 고개를 갸우뚱거렸다. 나는 서양 사람들에게는 사찰음식이 좀 낯선 모양이라고 그녀를 물끄러미 쳐다보았다. 식사를 마치고 디저트로 매화차를 마시던 그녀가 갑자기 엄지를 들어올리고 "원더풀, 오, 마이 갓!"을 외치더니 머리를 절레절레 흔들면서 웃어대기 시작했다. 나도 따라 웃으며 왜 그런지를 물었다. 그녀는 어릴 적부터 늘 스테이크를 먹으며 살아왔으며 하루에 2kg의 스테이크를 먹은 적도 있다고 했다. 그런 그녀가 발우공양 콩에서 처음 사찰음식을 접한 것이다. 그녀는 채소 요리가 이렇게 다양하고 조화로운지 처음 알았다며, 재료의 식감에 놀라고, 요리가 조화롭게 이루어져서 즐겁고, 기대감을 가지며 먹게 되어 너무 행복하다는 말도 전했다. 샐러드에 들어가는 비트가 밥과 불그레한 사랑의 조화를 이루고, 아침마다 먹는 샌드위치가 쫀득하게 씹히는 콩으로 변신해서 사과, 오이, 토마토, 양상추와 달콤한 조화를 이루고, 색색의 버섯과 색색의 채소가 맛깔스럽게 버무려진 버섯칠보채는 풍요롭고 상큼한 조화를 이루고, 찻잔에 피어오른 한 떨기 매화

향에서 퍼져오는 행복은 인생 자체를 조화롭게 이루어주니 엄지를 들어올릴 수밖에 없었으리라. 이러한 감동을 많은 사람들과 함께 나누고 맛의 변혁을 위해 끊임없이 노력해야겠다고 마음을 세운다.

맛의 세계화, 즉석신선사찰음식

인생은 연구다. 과학자는 우주의 원리를 알고자 연구하고, 선생님은 학생을 잘 가르치기 위해 연구하고, 학생은 수업내용을 이해하기 위해 연구하고, 사장은 좋은 제품을 팔기 위해 연구하고, 직장인은 직장생활을 잘 하기 위해 연구하고, 부모는 그 역할을 다하기 위해 연구하고, 나는 사찰음식을 전파하기 위해 연구한다. 그중에서도 가장 열심히 연구하는 것이 사찰음식의 세계화를 위한 요리법이다. 신선한 즉석신선사찰음식의 개발에 노력을 기울이고 있는 것도 그런 이유에서다. 노력의 성과로 감자피자와 밥버거, 김치양장피잡채 등이 세상에 나왔고 세계로 뻗어나가고 있다. 얼마 전 사찰음식을 하는 스님들이 모여 워크숍을 열었는데 사찰음식의 전통과 퓨전에 대한 정의를 전문가 스님들이 정해주면 혼란스럽지 않을 것 같다는 의견이 나왔다. 사찰음식이 사회에 회자되면서 관심도 많아지고 그에 따라 부작용도 생길 수 있다는 이유에서였다. 사찰음식 전문가 스님이라고 알 만한 스님들이 모여 내린 정의는 이러하다. 경전에 부처님께서 금기시한 동물성 재료와 오신채를 빼고 절집의 조리법으로 만든 음식은 모두 사찰음식의 범주에 넣자는 것이다. 시대에 따라 식재료

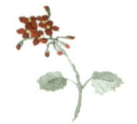

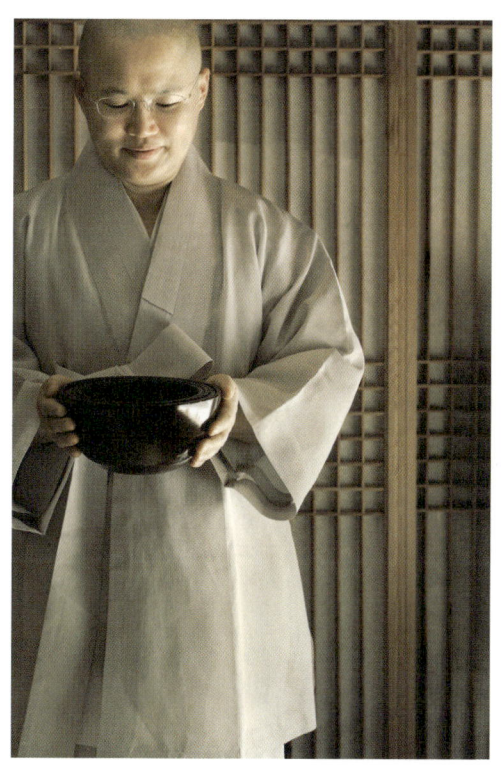

가 변하고 있고 계절식도 조금씩 변동되고 있기 때문이다. 누구보다도 전통에서 벗어난 것 아니냐는 맹공을 종종 받아온 나로서는 반가운 얘기가 아닐 수 없었다. 음식문화는 줄을 세워놓고 기준을 내릴 수 있는 것이 아니다. 된장찌개 하나도 된장 담그는 법이나 지역에 따라 쓰이는 식재료, 음식을 하는 사람의 손맛에 따라 조리법이 다르고, 맛과 특성이 같을 수 없는 까닭이다. 음식은 무엇보다도 만드는 이의 마음길이 손길이 되어 음식을 창조하는 종합문화예술이다. 어떻게 줄을 세우듯 같은 패턴의 음식만 강요할 수 있겠는가? 마음과 손길의 새로운 창조, 대상에 따라 변용하는 자비의 음식관이 바로 사찰음식의 세계화이다. 그리고 이것은 즉석신선음식이라는 사찰음식의 특성을 잘 드러내는 음식이면 되는 것이다.

동국대학교에서 사찰음식 강의를 하는데 수강생 중 그들의 자녀들이 피자를 좋아해서 어쩔 수 없이 사주긴 하지만 늘 마음이 개운하지 못하다는 이야기들이 나왔다. 예전에는 엄마가 직접 만든 빈대떡이나 간편한 떡, 고구마 같은 것이 간식이었지만 요즈음에는 통닭, 피자, 탕수육이나 자장면이 대세를 이룬다. 동네마다 음식점을 알리는 홍보 책자를 보면 대부분 닭요리, 중국요리, 피자 등이 주를 이루고 있다. 이들 요리는 건강에는 좋지 않지만 세계적으로도 많이 먹는 음식이라서 잘 개발하면 세계적인 사찰음식으로 탈바꿈시킬 수도 있겠다는 생각이 들었다. 그렇게 해서 몇 가지 요리가 다시 혁명을 외치며 세계 속으로 뛰어 들었다.

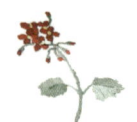

대안스님의
마음설레는
레 시 피

라이스버거

불교TV에서 선보인 음식 중 가장 많은 찬사를 받은 음식 중 하나가 라이스버거다. 빵 대신 밥을 작은 직사각형의 틀에 찍어내어 구운 다음 채식햄과 사과, 양배추 등을 채식두부소스에 버무려 상추에 싸서 내면 된다. 담백한 소스에 견과류의 고소함이 배어 있어 영양도 맛도 손색이 없다. 또한 고단백, 저칼로리의 환상궁합을 가지고 있어 남녀노소 누구에게나 사랑받는 영양 충만한 메뉴다. 발우공양 콩의 브런치 메뉴에도 올려두었는데 김밥만큼이나 선호도가 높다. 베지테리언(Vegetarian)의 식감을 만족시킬 라이스버거가 햄버거를 시들게 하는 세상이 오기를 기다려본다.

라이스케이크

세상에 존재하는 것은 모두 삶의 스승이다. 문하생 중 한 명이 졸업 작품전에 음식을 출품했는데 그 메뉴가 바로 라이스케이크이다. 라이스버거를 펼쳐놓으니 라이스케이크와 비슷하다. 사람은 창조적인 존재다. 내 안의 자성은 끊임없이 버전을 업그레이드한다. 밥과 채소를 켜켜이 쌓아 케이크 모양을 만드니 무게는 좀 나가지만 건강한 케이크로 다시 태어난다. 사이사이 달콤한 생크림 대신 두부와 견과류, 과일을 넣고 신선한 두부크림을 넣었더니 모양도 일반 케이크와 비슷하고 맛도 뒤떨어지지 않는다. 설탕을 넣은 음식이 주변에 널려 있는 상황에서 설탕을 덜어낸 음식을 만드는 것이 바로 음식 발명 아니겠는가. 설탕은 생각보다 많이 음식에 숨어 있다. 그래서 조고각하(照顧脚下), 발꿈치 뒤를 살피듯 잘 살펴보아야 할 품목이다. 칼슘을 몸 밖으로 빼내버리는 고약한 설탕보다 근사한 재료들이 층층 쌓여 있는 케이크를 보면서 흡족함을 감출 수가 없다.

감자피자

피자는 밑판반죽(Dough)을 다양하게 만들 수 있는데 일단 알칼리성 건강식품으로서 칼로리도 낮고, 비타민, 무기질 등이 풍부한 감자로 밑판을 만들었다. 생감자를 갈아 우리밀과 섞어서 얇게 밑판반죽을 만들어놓고, 감자를 찜통에 쪄서 으깨어 소스처럼 한 번 더 깔아준다. 그 위에 버섯, 당근, 양배추, 적채, 피망채소를 채 썰어 찌거나 날 것으로 얹고 마를 갈아 전분을 이용해 치즈처럼 뿌려서 익히면 영양 좋은 감자피자가 완성된다. 치즈가 먹고 싶다면 마를 적게 쓰고 대신 치즈를 얹으면 된다.

채식햄김밥

우리나라 대표적인 현대 음식은 김밥과 떡볶이다. 이중에서 김밥은 나들이용으로 인기가 좋은 간편한 도시락형 음식이다. 햄, 단무지, 맛살, 생선 알을 넣은 김밥까지 그 종류도 다양해졌다. 그렇다면 사찰음식에서 김밥은 어떻게 재탄생시킬 수 있을까? 먼저 햄을 대체할 수 있는 사찰음식으로는 콩과 밀과 소금 등을 넣어 햄 모양으로

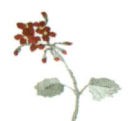

대안스님의
마음설레는
레 시 피

만든 채식햄이 있다. 채식햄은 시중에서 파는 고기햄과 모양이 같은데 속이 그득하고 맛도 좋아서 아이들은 잘 구분을 하지 못한다. 때문에 고기를 좋아하는 아이들의 입맛을 채식으로 바꿔주기에 더할 나위 없이 좋은 재료다. 채식햄을 햄처럼 썰어 넣고, 씹히는 맛이 좋은 우엉도 채 썰어 조려서 넣는다. 이렇게 갖가지 채소들을 잘 조리해 김밥을 만들어주면 간식이나 도시락으로 좋다. 또 채식햄과 채소를 살짝 볶은 후 생토마토를 넣고 살짝 볶은 채소볶음은 반찬으로도 제격이다. 각종 채소를 넣어 샌드위치를 만들어도 좋다. 채소와 섞여 변신한 채식햄은 단백질이 풍부하여 양도 좋고 맛도 좋은 인기 음식이다. 사찰음식점 발우공양 콩에서는 이 채식햄김밥을 판매하는데 사람들로부터 꾸준한 인기를 얻고 있다.

김치양장피잡채

잡채는 잔칫집에서 빼놓을 수 없는 음식 중 하나다. 소고기나 돼지고기, 닭고기를 제외하고 어느 집에나 있는 김치를 이용해서 잡채를 만든다. 도반들이 매년 수련을 하고 선방 해제 후에 만행을 따라 지리산에 찾아들면 나는 그들에게 특별한 김치양장피잡채를 만들어주곤 했다. 고구마전분을 넓고 얇은 막처럼 둥글게 만든 것이 양장피다. 겨울철 결제 후 나온 도반을 위해서 양장피, 당근, 오이, 피망, 각종 버섯, 김치를 넣고 만드는데 왜 잡채가 누구에게나 인기가 좋은지 실감하고 '음식의 변신은 무죄'라는 광고 문구가 튀어나올 듯한 탄성들에 나도 빙그레 미소를 보낼 수밖에 없는 음식이다.

채식자장면

자장면은 중국 음식이지만 한국에 들어오면서 우리 입맛에 맞게 재탄생했고 라면만큼 인기 있는 음식으로 자리잡고 있다. 졸업식이면 으레 먹는 음식이 자장면일 만큼 대중들과 친숙한 자장면은 조선시대 대표적 서민 음식이 국밥이었듯이 오늘날의 대표적 서민 음식이라 해도 과언이 아닐 것이다. 이렇게 대중적인 자장면에도 변화를 줘서 다시 세계로 역수출하는 것은 어떨까 하는 생각에 또 팔을 걷어붙였다. 자장면에 들어가는 감자, 호박, 양배추, 당근, 표고버섯, 새송이버섯, 유부를 깍두기 모양으로 썰어놓는다. 센 불에 볶은 춘장에 깍둑썰기한 재료들을 더디게 익는 당근부터 순서대로 넣고 볶는다. 아삭하게 익으면 녹말가루를 물에 개어 놓는다. 면으로 먹을 국수는 선호하는 크기에 맞게 선택하여 삶고 퍼지지 않게 준비해둔다. 그리고 완성된 자장소스를 면 위에 푸짐히 얹어 놓으면 그 냄새에 넘어가는 침을 막기가 어렵다. 이러한 맛을 세계화시켜서 지구촌 사람들과 밝게 웃으며 먹을 수 있는 그날까지 자비를 담은 열정으로 퓨전, 그 화합의 맛을 내겠다고 마음을 세운다.

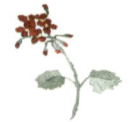

대안스님의
마음설레는
레 시 피

사찰음식의 미래,
사찰음식학교

일반적으로 사찰음식을 선호하는 요인들은 맛의 담백함과 자연의 맛 그대로를 안겨주는 생명력, 맛과 정신의 청정성 그리고 건강식의 약식동원에서 찾을 수 있다. 한 걸음 더 들어가면 불교문화가 담겨있는 신비의 음식이면서 기쁨을 주는 공덕의 음식으로 마음을 밝고 맑게 하여 행복과 만족을 주는 심신의 음식이 바로 사찰음식이다. 이러한 요인들이 대중과 사찰음식을 연결해주는 요소인데, 사찰음식을 하는 승려로서 나의 임무는 이러한 강점을 더욱 살려내고 어려운 요소들은 줄여나가도록 노력하는 것일 게다.

현대에 와서 음식은 삶의 직접적인 문화로서 '음식전쟁'이라는 격한 표현이 일상화되고, 대중매체에 자주 노출되는 단계에 다다랐을 정도로 음식에 대한 관심이 급증하고 있다. 건강식을 대표하는 사찰음식에 대한 관심과 선호도 또한 빠르게 증가하는 추세다.

그러나 사찰음식의 강점에도 불구하고 사찰음식 자체가 절집에서 먹는 음식으로 구성되어 내려온 것이기 때문에 아직까지는 크게 발전시킬 계기가 없었다. 사찰음식에 대한 관심이 증가하고 있는 현 시점에서 사찰음식 전문가나 조리사는 턱없이 부족한 상태이고, 사찰음식의 체계화와 연구개발을 위한 인프라 또한 절대 부족한 상황에 처해 있다. 뿐만 아니라 조계종에서 운영하고 있는 사찰음식점에 대한 홍보와 체계가 미흡한 실정이며, 전통문화 콘텐츠로서 문화관광 상품으로 주목받고 있긴 하지만 사찰음식에 대한 국가적인 지원도 매우 미비한 상태이다. 사찰음식이 대중화, 세계화되기 위해서는 체계화, 현대화, 산업화도 중요하다. 예전의 사찰음식은 너무나 자연스런 음식이었지만 나눔의 사찰음식, 공덕의 사찰음식, 평온의 사찰음식으로 거듭나기 위해서는 현대적인 것들이 시대 상황에 맞게 도입되어야 한다는 것이다. 현대화된다고 해서 사찰음식의 바탕이 없어지는 것은 아니다. 우리가 아궁이에 밥을 해먹지 않는다고 해서 한식이 사라져버리지 않았던 것처럼 말이다.

지금 가장 필요한 것은 사찰음식 전문가, 조리사다. 사찰음식에서 가장 중요한 마음공부와 함께 음식에 대한 생각을 전문가들에게 가르쳐야 할 것이고, 그런 수행의 풍모를 갖춘 상태에서 식재료의 성질 연구나 산야초 재배학, 채집에 관한 연구, 사찰음식의 조리법, 표준조리법의 개발, 사찰음식의 개발 육성, 사찰음식 전문점의 모델 숍 개발, 사찰음식 인프라 구축 등에 대한 연구와 체계적인 교육이 사찰음식학교에서 이루어져야 한다. 이러한 과정들을 거쳐 사찰음식 전문가가 육성되어야 사찰음식이 문화 콘텐츠로서 한국의 대표 문화상품으로 자리잡을 수 있다.

사찰음식은 이제 겨우 첫 걸음마를 뗀 상태다. 겨우 길러낸 조리사들은 경력을 쌓기 무섭게 대기업에서 오픈한 한식당으로 옮겨 가기 일쑤다. 다양한 음식을 할 수 있다는 이력서의 한 줄을 채우기 위

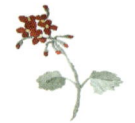

대안스님의
마음설레는
레 시 피

한 사찰음식 조리사 과정이어서는 안 된다. 조건이 중요한 시대인 현대 사회, 그리고 무한 경쟁이라는 사회 속에서 사찰음식도 예외가 아님을 뼈저리게 느끼곤 한다. 연봉, 주 5일 근무조건이지만 우리보다 천만 원의 웃돈을 주는 부자기업에게 우리는 상대적 박탈감을 느껴야만 한다. 그래서 사찰음식학교가 필요하다. 학교에서 지식과 지혜를 쌓고 실용적 학문을 배우며 자연스럽게 과정을 익힌다면 사찰음식 조리사로서의 기본 소양을 갖춘 조리가가 배출될 것이다. 금수암에 방문한 외국 조리사들은 한결같이 조리사가 직접 산과 들에서 재료를 구할 수 있어 좋다고 이야기한다.

학교 울타리 안에서 산채와 재배채를 직접 키우며 흙을 만지다 보면 땅의 소중함도 함께 알아갈 것이다. 작물의 성장과정을 지켜보면서 작물의 근성을 익히고 약성까지도 알게 될 것이다. 그렇게 된다면 그들은 사찰음식을 통해 생명존중사상을 익혔기 때문에 어디에서 음식을 만들더라도 선한 마음으로 선한 음식을 만들 수 있다. 음식을 가지고 요령을 부리지도 않을 것이고 외식문화에서도 천연조미료를 만들어 쓸 것이다. 이미 그들은 조미료의 부적절함과 천연조미료의 우수함을 익혔기 때문에 더 이상 정크푸드를 만들 수는 없다. 그리고 사찰음식을 운영하는 이들은 소신 있는 조리사들과 정성껏 대접의 음식을 만들어낼 수 있다. 그래서 사찰음식학교는 나의 중요한 책임감으로 다가온다.

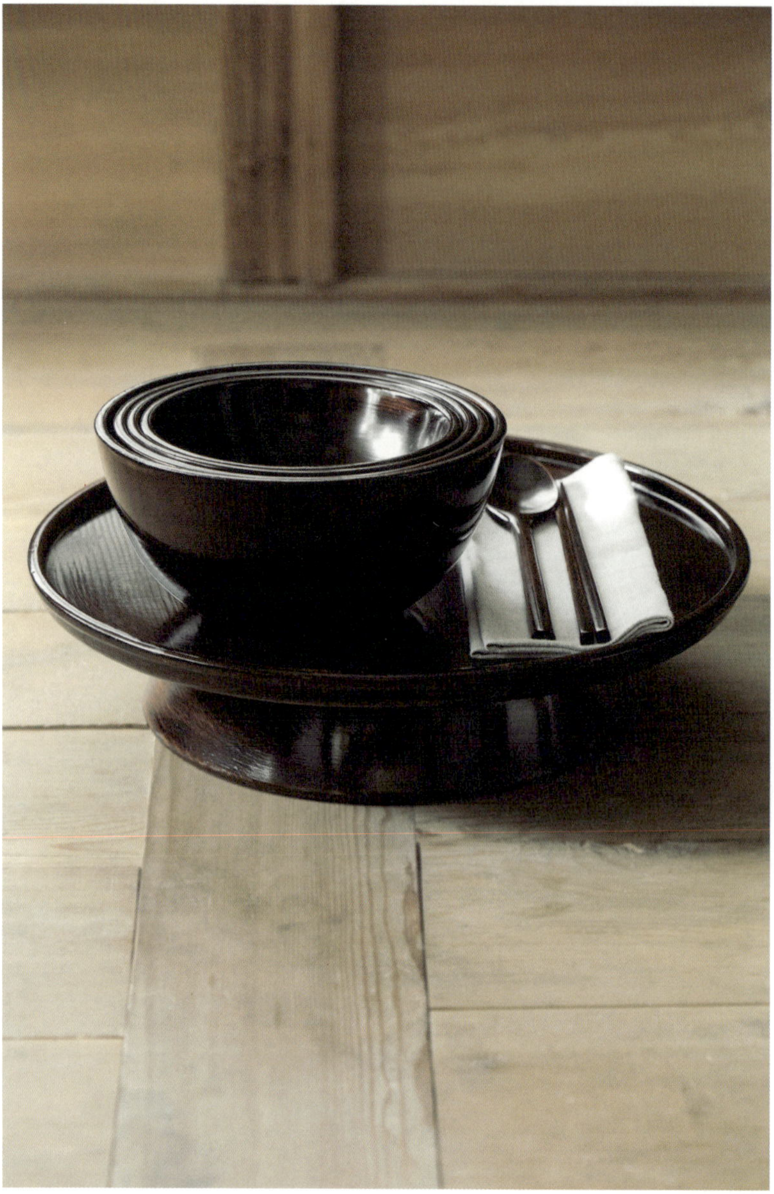

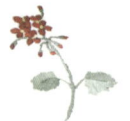

대안스님의

마음설레는

레시피

왜 이런 번거로움을 피해 갈 수 없나?

　선한 음식인 사찰음식으로 우리의 이웃을 더욱 건강하게 하고, 우리의 이웃을 더욱 행복하게 하고, 우리의 지구를 덜 고통스럽게 하고, 따뜻한 마음을 나누어야 하기 때문이다. 그리고 선한 음식의 뿌리를 내리기 위해서 사찰음식의 '선한 씨앗'을 뿌려야 하기 때문이다. 그래서 나는 오늘도 번거로움을 피하지 않고, 채움이 아닌 비움의 마음으로 컴퓨터를 들여다보며 레시피를 만든다. 자비의 양념이 솔솔 묻어나오는 건강의 레시피를.

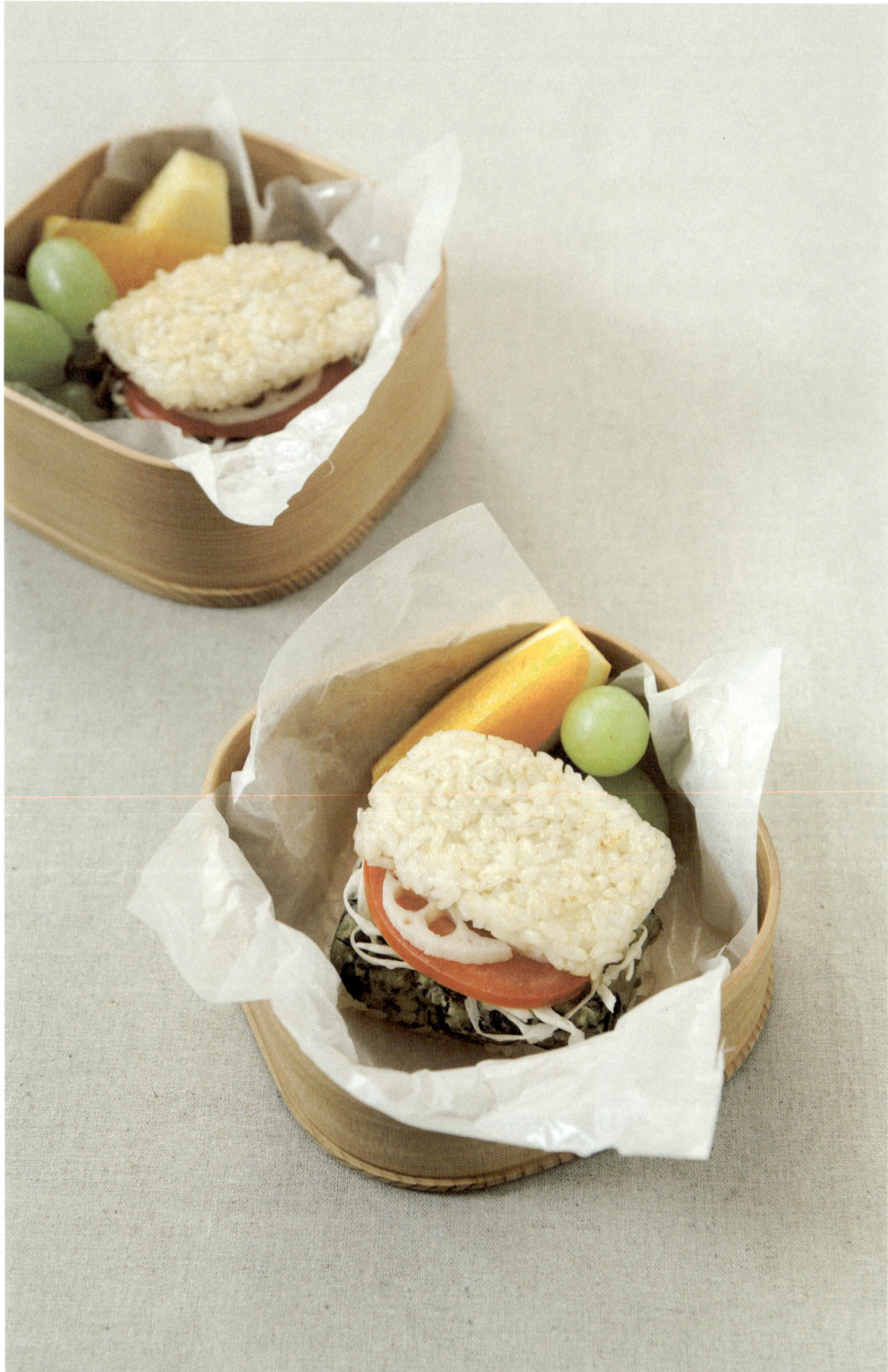

라이스버거

오랫동안 밥 문화를 전통처럼 지켜온 절집의 식단도 변하고 있다. 탄수화물과다증으로 밥과 떡에 대한 인식을 바꿔야 하는 요즘 현미는 필수 곡류이다. 아이들이 좋아하는 햄버거를 응용한 라이스버거는 간편하게 핑거푸드로 즐길 수 영양 든든 도시락으로 한 끼 대용으로도 훌륭한 요리다. 찬밥을 활용하기 때문에 만들기도 더 쉽다.

재료_ 현미찬밥 4공기, 토마토 2개, 양배추 80g, 연근 40g, 감자(대) 2개, 두부 1모, 표고버섯 5개, 당근 30g, 서리태 1/2컵, 소금, 참기름, 집간장, 식용유 적당량씩

만드는 법

1. 찬밥에 소금과 참기름으로 간을 한 후 사각 틀에 넣어 모양을 잡은 뒤 팬에서 노릇하게 굽는다.
2. 토마토는 5mm 두께로 얇게 썰고 양배추는 채 썬다. 또 연근은 껍질을 벗긴 뒤 3mm 두께로 썰어 팬에 기름 없이 굽는다.
3. 감자는 강판에 갈아 물기를 짜고 두부는 베 보자기에 넣어 으깨면서 물기를 짠다. 감자와 두부를 섞어 소금과 참기름으로 밑간을 한다. 밑간을 한 속을 사각 틀에 넣어 모양을 만든 다음 밥을 구운 것처럼 팬에 식용유를 두르고 노릇노릇하게 굽는다.
4. 표고버섯은 다진 후 집간장과 참기름을 넣고 밑간해서 볶아주고 당근도 잘게 다져 소금을 넣고 볶는다.
5. 서리태는 밥을 짓듯 압력솥에 삶는다. 콩은 햄버거의 고기 역할을 해주는 것이다. 삶은 콩을 절구에 넣어 찧고 소금으로 간해서 납작하게 만든다.
6. 구워놓은 밥 위에 준비한 검은콩, 토마토, 양배추, 연근, 표고버섯, 당근, 감자와 두부 구운 것을 차례대로 놀린 뒤 밥을 넣어 햄버서 보양으로 만틀먼 영양 민짐의 라이스버거가 원성된다.

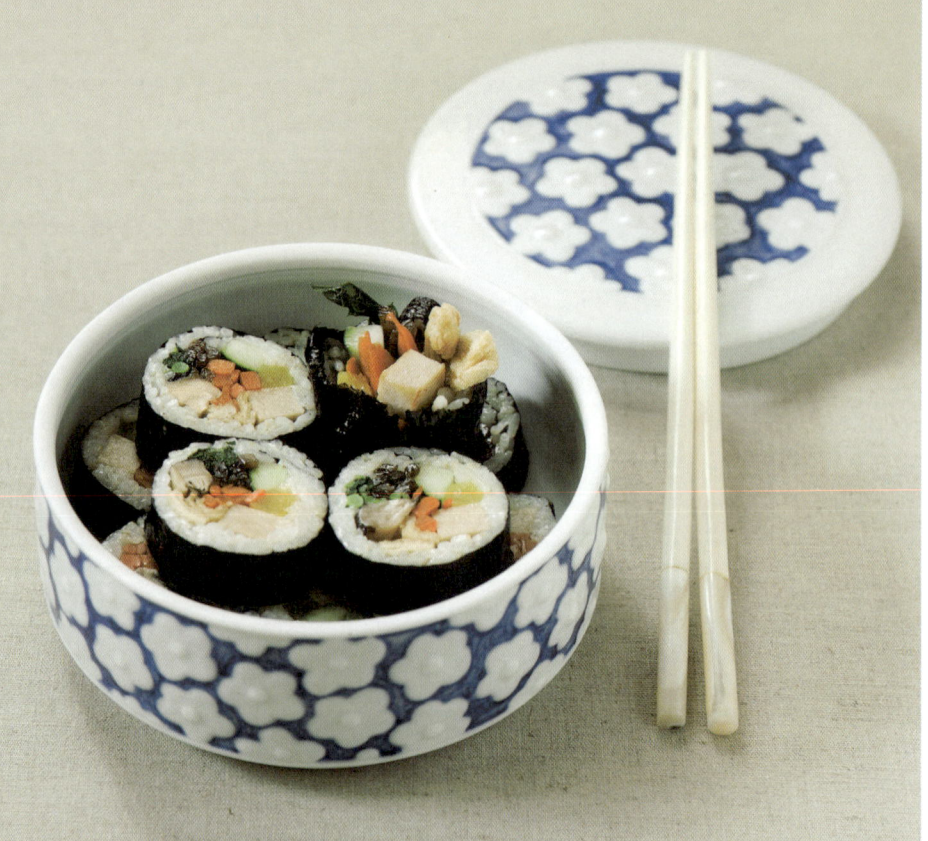

현미김밥

김밥의 변신도 즐거움 중 하나다. 김밥은 남녀노소가 좋아하는 간편식이다. 김밥을 보면 아직도 소풍 전날에 김밥을 준비하던 설렘이 떠오른다. 이러한 설렘을 현미와 건강이 듬뿍 담긴 채소로 만들면 더욱 신나는 나들이가 될 것이다. 개인적으로 김밥을 가장 좋아하는 나는 현미와 취나물을 잔뜩 넣은 김밥을 싸 들고 자주 소풍을 다녔다. 발우공양 콩에서 도시락 전시회를 여는 날, 김밥은 미리 동이 났다.

재료_ 발아현미 3컵, 김 10장, 유부(대) 4장, 우엉(중) 2개, 당근 2개, 시금치 1단(시금치가 맛이 없어지는 봄철에는 산나물로 대체), 단무지 1개, 건표고버섯 10개, 콩햄 1/2개, 참기름, 집간장, 소금, 통깨, 조청 적당량씩

- 조림장 : 검은콩 3큰술, 마른표고버섯 10개, 다시마 10장, 집간장 3큰술, 물 2컵

만드는 법

1. 김밥은 우선 밥이 맛있어야 한다. 진밥보다 고슬고슬하게 밥을 짓고, 뜨거울 때 소금과 참기름을 넣어 버무려준다.
2. 유부는 기름을 제거하기 위해 끓는 물에 2번 데쳐내어 물기를 짜내고 1cm 두께로 썰어 참기름과 소금으로 밑간한 후 간이 배일 정도로만 살짝 볶는다.
3. 우엉은 껍질을 벗겨 0.5cm 두께, 김 길이로 썰어 검은콩 조림장과 조청으로 조린다. 검은콩 조림장은 검은콩을 20분 정도 끓이다가 검은콩은 건져내고 거기에 다시마와 마른 표고버섯을 넣어 7분 정도 더 끓인 후 표고버섯과 다시마를 건져내고 집간장을 넣어 1분 더 끓인 간장이다. 건져낸 표고버섯은 물기를 짜내고 1mm로 자른 후, 참기름과 집간장으로 밑간해서 볶아준다.
4. 당근은 0.5cm 두께로 길게 썰어 팬에 참기름을 두르고 소금으로 간해서 볶는다. 시금치는 끓는 물에 소금을 넣고 데쳐 물기를 짠 뒤 집간장, 참기름, 통깨를 넣어 무친다.
5. 단무지도 당근과 같은 크기로 썰어 물기를 닦아주고, 콩햄도 다른 재료들과 같은 크기로 썰어서 팬에 구워낸다.
6. 김발 위에 김을 펴고 양념한 밥을 편 뒤 나머지 재료를 넣고 말아주다 이때 밥의 양을 잘 조절하는 게 좋다. 밥은 조금 적게 넣고, 나머지 재료가 풍부하게 들어가야 맛이 더 좋다.

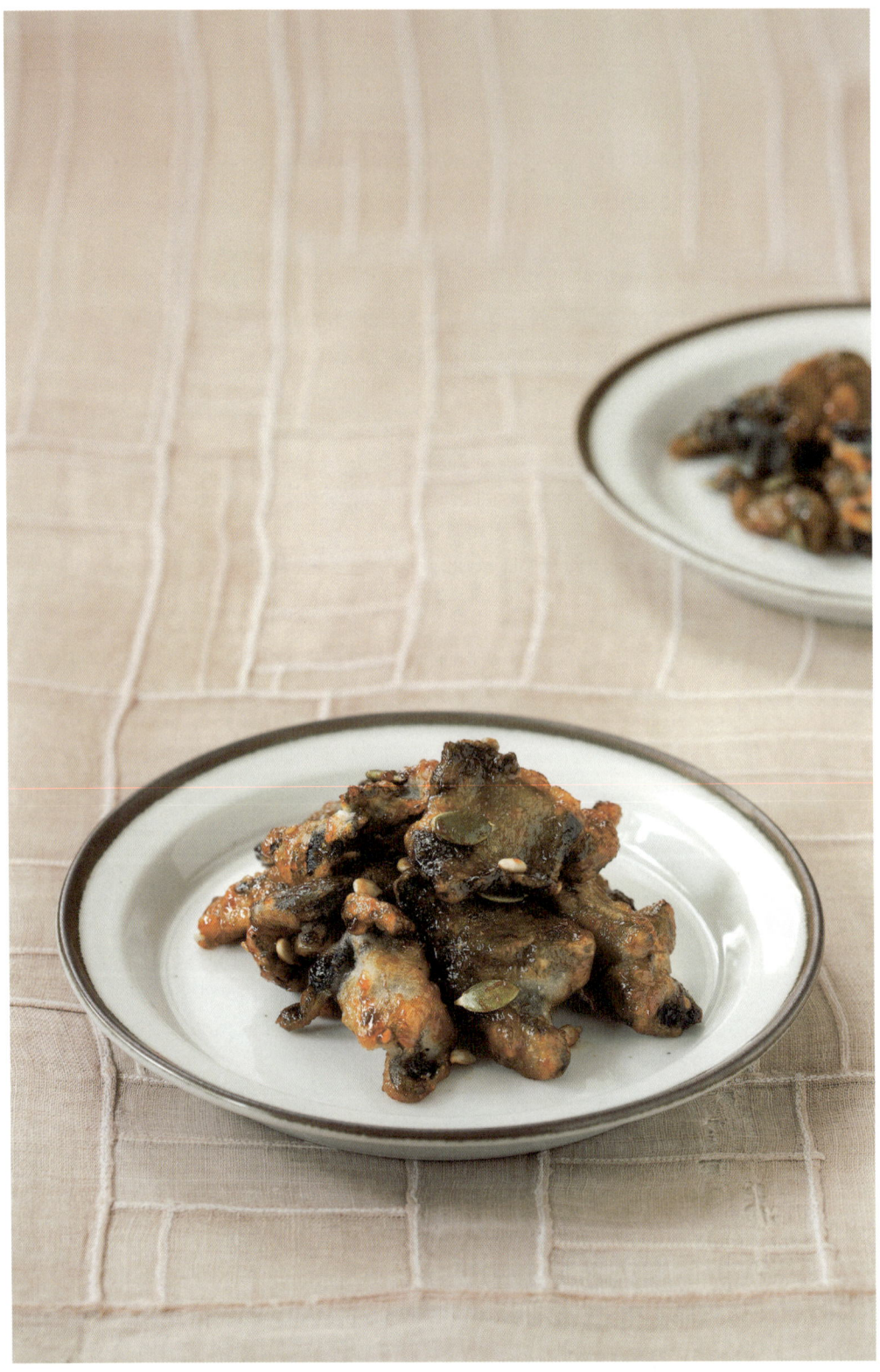

능이버섯강정

세간의 버섯을 다 모아놓는다 한들 능이 향만큼 진할까? 절집에 온 이래로 능이를 향처럼 방 안에 모셔둔다. 방 안 가득 향내를 피우는 능이는 강정으로 변신하면 모두의 입맛을 사로잡기에 충분하다. 능이장아찌는 말할 나위도 없고.

재료_ 능이버섯 4~5개, 견과류(호박씨, 해바라기씨 10g씩), 식용유 적당량, 전분 약간
- 소스 : 고추장 30g, 간장 30g, 조청 25g, 매실청 20g
- 반죽 : 밀가루 1컵, 물 2/3컵, 전분 1/2컵, 소금 약간

만드는 법

1. 능이버섯은 섬유소와 수분이 풍부해서 포만감을 주는 다이어트 식품으로 소화불량에 도움을 준다. 능이버섯을 손질하는 법은 먼저 칫솔로 문지르며 사이사이에 끼어 있는 불순물을 제거한 뒤 찬물에 불린다. 버섯이 부드러워지면 건져서 물기를 꼭 짜 놓는다. 능이버섯 우린 물은 버리지 말고 국물 요리에 사용하면 좋다. 손질한 능이버섯은 먹기 좋은 크기로 자른다. 물기가 남아있으면 튀길 때 기름이 튀므로 마른 행주로 물기를 닦아주는 게 좋다.
2. 호박씨와 해바라기 씨는 굵게 다지고 능이버섯은 참기름과 집간장을 넣어 살짝 버무린다.
3. 밀가루와 전분, 소금은 섞어서 체에 한 번 내리고, 물을 넣어 반죽옷을 만든다. 밑간한 버섯을 전분에 살짝 굴린 후 반죽옷을 입혀 두 번 튀겨낸다. 강정요리는 두 번 튀겨야 바삭바삭하다.
4. 고추장소스 재료를 예열된 냄비에 넣고 끓으면 튀긴 버섯을 넣고 뒤적거린다. 이때 소스를 흠뻑 묻히기보다는 살짝살짝 묻혀야 바삭함이 오래 유지되어 강정의 맛을 제대로 느낄 수 있다. 양념한 버섯을 그릇에 담고 토핑용으로 다져놓은 견과류를 뿌린다. 능이버섯뿐만 아니라 표고버섯, 양송이버섯, 새송이버섯 등도 버섯강정을 만들 수 있는 훌륭한 재료가 된다. 봄에는 냉이를 이용해서 냉이강정을 만들어도 좋은데 향긋한 냉이 향과 바삭한 맛이 일품이다.

닫는 글

경험한 것만큼 보이고, 아는 만큼 본다 했던가. 일찍 출가하여 세상 밖에서 수행하던 내가 이제는 세상과 소통하며 나를, 세상을, 그리고 우주를 보고 있다.

지리산 산골에서 수행을 이어오던 나는 우연찮게 시애틀에서 초청 받아 사찰음식 전시회를 하게 되었고, 그곳에서 사찰음식의 가능성에 대해 처음 눈을 뜨게 되었다. 그것은 유네스코본부의 '한국의 날' 행사로 이어지면서 사찰음식의 세계화와 생명존중사상의 소통이라는 지혜의 눈을 밝혀주었다.

그렇게 본다면 삶은 관계 속에서 이루어진다. 이 관계는 유기적으로 이어져 있지만 더러는 관계를 서로 잇거나 느슨하게 하기도 하

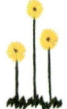

대안스님의
마음설레는
레시피

고 또 쉬거나 끊으면서 유지해나간다. 그렇게 삶의 경향은 익숙한 쪽으로 흐른다. 삶이 만족스럽지 못하거나 고통이 몰려올 때 사람들은 흔히 삶의 경향인 식습관이나 생활태도를 바꾸기도 하고 또 향상시키기 위한 노력을 한다. 이처럼 자신을 바라보며 무엇인가 하려는 모든 것이 바로 명상이고 수행이다.

태양의 빛은 현혹을 일으키지 않으나 인위적인 조명은 우리를 수행의 장애, 즉 삶의 고통으로 이끈다. 고기를 먹지 않으려 하고, 술을 마시지 않으려 하고, 담배를 끊으려 하고, 삶의 패턴을 바꿔 초식인이 되고자 해봐도 세세생생 익혀온 습(習)의 그늘을 걷어내는 일은 그리 만만치가 않다. 울긋불긋한 화려함에 속고, 희희낙락 설탕 같은 감미로운 환상에 빠져들게 되는 것이다. 욕망이라는 이름은 늘 이렇게 지혜를 가리는 어둠과 함께한다.

우리는 사는 내내 늘 건강하기를 희망한다. 그리고 그 욕망을 좀처럼 포기할 수가 없다. 행복은 포기하더라도 건강을 포기할 수는 없는 것이다. 이는 인류가 지금껏 품고 살아온 절박한 염원과도 같다. 그래서 질병에 걸리면 식단에 관심을 갖고, 마음 조절을 위해 명상에도 관심을 갖게 된다. 이런 이유들로 채식과 사찰음식은 현대사회에서 꽤나 많은 관심을 받게 되었다. 그러나 정성을 들이지 않으면 몸도 마음도 건강해지기 어렵다. 우리의 몸과 마음도 청소를 해주고 사랑이라는 영양분을 주어야 한다.

세상도, 또 우리의 몸도 지(地), 수(水), 화(火), 풍(風)의 사대(四大)

요소와 목(木), 화(火), 토(土), 금(金), 수(水)의 오행(五行)의 기운으로 만들어졌다. 잠시 오온(五蘊)의 그늘 속에서 살아왔다면 그 오염된 기운을 씻어내기 위해 부단히 노력해야만 삶의 속박에서 벗어날 수 있다. 날마다 새로운 마음으로 감사하고, 그 마음으로 공양을 하고, 또 관계를 맺어가는 노력들이 끊임없이 이어져야 한다. 그렇게 밥 먹듯이 날마다 노력하고 또 노력하면 몸도 맑아지고, 마음도 밝아진다.

사찰음식을 하는 내게는 언제부터인가 '음식 하는 스님'이라는 이름이 따라다닌다. 지인들은 스님이 먹을거리에나 신경 쓴다고 안타까워하기도 했고, 세인들 역시 스님이 수행은 안 하고 음식을 만든다고 고개를 갸웃거리곤 했다. 그러나 수행의 길은 다양한 것. 나에게 주어진 소임은 음식을 고리로 명상하고 또 자비를 실천하는 것이라 생각한다. 잘 먹고 잘 자고 잘 배출하는 게 도통한 삶이라고 말하면서 제일로 꼽은 먹는 것을 소홀히 한다는 것은 토끼의 뿔 같은 이야기이다. 그래서 나는 사찰음식과 소통하며 즐거이 수행하고 있다. 선한 마음의 씨앗을 뿌리는 사찰음식은 모두를 통하게 한다. 이것이 세상의 은혜에 보답하는 것이며, 부처님의 은혜를 알아가는 실천이라고 생각한다.

마음을 닦고 또 그 마음으로 음식을 대하며 살아갈 때 우리의 생각과 뜻은 말이 아닌 맑고 깨끗한 빛으로 세상에 퍼져나가게 될 것이다. 희열을 음식으로 삼고, 스스로 빛나며 천상에 머물고 길고 오랜 세월을 사는 광음천(光音天)의 삶처럼 살아간다면 우리 모두 부처님의

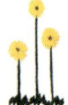

대안스님의
마음설레는
레 시 피

지혜에 첨벙 빠져들게 될 것이다.

　소소하며 부족한 필체의 난무에도 눈이 머물도록 마음을 내어준 모든 분들, 부족함이 있어도 멈추지 않고 수행하시는 분들, 아름다운 정진을 이어나가시는 스님들, 아직 자신의 소중함을 발견하지 못한 많은 이들께도 이 글을 바친다.

2012년 5월
지리산 금수암에서 금당 대안 두 손 모으며

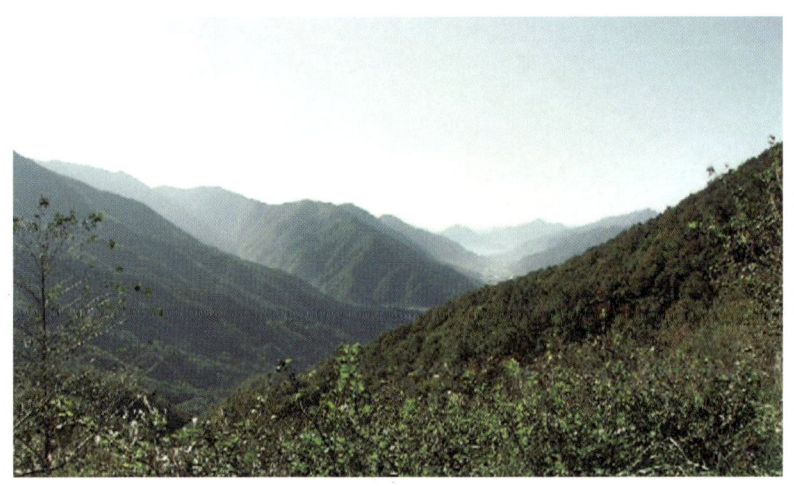

내가 만난 사찰음식

가족 건강의 키워드, 사찰음식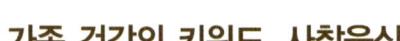

처음 사찰음식을 배울 때만 하더라도 사찰음식이란 그저 절에서 먹는 음식이며, 음식을 만들 때 사찰에서 금하는 육류와 오신채만 넣지 않으면 된다는 생각을 갖고 있었다. 하지만 사찰음식에 대해 배워갈수록 사찰음식은 생명존중사상과 공존의식이 우리 삶의 근간이 되어준다는 것을 일깨워주는 귀한 음식임을 깨닫게 되었다. 또한 음식의 재료가 되어준 자연을 은혜로이 여기고, 음식을 만든 이의 정성과 기품을 생각하며 먹는 것이 사찰음식의 근본적인 가치관이며, 그렇기에 음식을 먹으면 정신 수행 또한 저절로 이루어진다는 것이 사찰

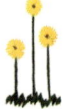

대안스님의
마음설레는
레 시 피

음식의 가장 큰 장점임을 알게 되었다. 더불어 가족의 식탁을 책임지는 주부 입장에서 가족의 건강을 위해 맛있는 음식을 준비하는 것이 얼마나 중요한지도 새삼 생각하게 되었다.

바쁜 현대사회에 발맞추어 생활하려다 보니 패스트푸드나 인스턴트식품을 찾는 주부들도 점차 늘어나고 있다. 어렸을 때부터 이와 같은 정크푸드(Junk food)나 여러 식품 첨가물이 가미된 자극적인 맛에 길들여지게 되면 어른이 되어서도 그 입맛은 쉽게 바뀌지 않고 결국 건강과 성품에 이상이 생기게 되는 것은 자명한 일이다. 요즘 아이들의 성품이 예전 같지 않고 문제 있는 아이들도 많다고들 걱정하는데 이는 음식을 통해 이루어지는 정신적인 수행이 점점 사라지고 있는 탓이기도 하다. 내 아이를 위해서라면 무슨 일이든 마다하지 않는 요즘의 엄마들이 이 점을 간과하지 않았으면 하는 바람이다.

제철 식재료가 가지고 있는 본연의 향과 맛을 최대한 살리는 순수 자연식인 사찰음식으로 계절의 흐름에 맞는 음식을 준비하고, 식사시간에 식재료에 대한 이야기라든가 이 계절에는 이런 음식이 우리의 건강을 지켜준다는 식의 이야기를 나누다보면 아이들도 건강한 밥상이 어떤 것이지 깨달아갈 것이다.

남자아이 둘을 키우고 있는데 요즘 큰 아이는 사춘기에 흔들리고 있고 작은 아이는 자아가 강해져서 자신이 원하는 것은 포기하지 않고 고집을 내세우기 일쑤다. 나는 두 아이들에게 나 이외의 누군가와의 다툼은 올바르지 않다고 가르치기를 반복한다. 또 편식은 좋지 않은 식습관임을 꾸준히 반복해서 가르친다. 음식을 통해 밥상머리 교육이 얼마나 중요한지 알게 되었기 때문이다. 그런 노력들로 우리 가족들은 늘 화평한 마음을 지니게 하는 사찰음식의 소중함을 알게 되었다. 또 감사한 마음으로 음식을 대해야 한다는 것도 알게 되었다.

금당사찰음식문화원 부원장 이선영

내가 사찰음식을 사랑하는 이유

올해로 8년째 요리를 하고 있는 나는 부모님의 반대를 무릅쓰고 호텔조리학과를 졸업한 뒤 교수님의 추천으로 차이나 레스토랑에서 사회의 첫 발을 내딛었다. 아무것도 모르는 어린 나이에 중식을 처음 접하면서 자장면을 비롯한 각종 기름진 음식, 조미료가 잔뜩 들어간 음식 등 그저 입이 좋아하는 음식을 매일 찾게 되었고, 음식에 대한 개념조차 제대로 파악하지 못한 상태에서 직업을 얻기 위해 조리사가 되었던 것이다.

그러던 어느 날 모태신앙이 불교인 나에게 좋은 기회가 찾아왔다. 아는 선배가 사찰음식점에서 일하게 되었는데 같이 해보지 않겠냐는 제안을 해온 것이다. 처음엔 생소하고 낯설었지만 배워보고 싶은 욕심이 생겼다. 하지만 자극적이지 않은 밋밋함과 허전함의 음식

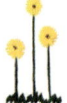

대안스님의
마음설레는
레시피

은 담백함을 모르던 나에게는 무척이나 맛이 없는 것이었다. 패스트푸드와 튀김 종류, 기름진 육류를 좋아하는 나에게는 쉽게 받아들일 수 없는 맛이었다.

　나는 사찰음식을 하면서도 사찰음식을 다루는 사람으로서의 자격이 없다 할 정도로 육류를 좋아했고 습관처럼 먹어왔다. 입맛을 바꾸기는커녕 입이 달다 하면 삼켰고 쓰면 뱉어버렸다. 찬모님이 차리는 밥상에 일부러 기름진 음식을 더 만들어 올렸다. 그리고 내 몸의 건강을 혼자서 판단하며 자만했다.

　하지만 결혼도 하지 않았는데 아가씨라는 호칭보다는 아줌마라는 호칭을 더 많이 듣게 되고 자고나면 얼굴이 붓고 살이 점점 오르는 것을 보면서 깨닫게 되었다. 그리고 발우공양을 책임지시는 대안스님께서 건강하기 위한 조건에 대해 수없이 말씀하시는 것을 보면서 천천히 욕심내지 않고 한 가지씩 고쳐나가기 시작했다. 조미료를 넣지 않는 음식들을 먹고, 튀긴 음식보다는 굽거나 찐 음식들을 먹기 시작한 것이다. 스님께서는 식사량을 조절하면서 절도 같이 하면 업장도 소멸되고 건강해진다며 기도 일정도 알려주셨다. 양파, 마늘 등 오신채를 너무도 좋아했던 내가 어느새 오신채가 들어간 음식들의 냄새를 싫어하게 되었다. 신기하게도 그냥 방치하고 함부로 했던 내 몸이 반응을 하기 시작한 것이다. 대안스님의 곁에서 요리를 시작한 지 어느덧 4년이 되어가는 지금, 나는 육류를 모두 끊고 채식을 하고 있다. 처음에는 많이 힘들었지만 달라진 몸의 컨디션과 얼굴색을 보면서 채식을 하는 사람들의 마음을 알게 되었고, 사찰음식을 하게 된 것을 자랑스럽게 느끼게 되었다.

사찰음식은 내게 많은 가르침을 주었다. 건강한 음식을 만드는 일의 중요함과 자연을 사랑하는 법도 사찰음식을 하면서 배우게 된 것들이다. 사찰음식을 하는 요리사로서의 만족과 자부심으로 보다 많은 사람들에게 사찰음식을 알리고, 도움을 줄 수 있는, 그리고 건강한 밥상을 차리는 정다운 셰프가 되고자 한다.

발우공양 공감 주방실장 김을비

생명과 소통하는 사찰음식

대안스님과의 인연이 어느덧 훌쩍 10년을 넘어섰다. 당시 스님은 갑상선 때문에 갑자기 체중이 불어났고, 수련을 위해 요가원을 찾아오셨다. 스님들은 보통 맑은 기운이 있어 다가가기 어렵지만 대안스님은 거기에 밝은 기운이 보태어져서 어려움 없이 다가설 수 있었다. 가족 중에 기독교인들이 많아 대안스님과의 인연을 걱정스럽게 바라보는 시선도 있었지만 금수암에 가서 사찰음식을 먹고, 스님과 차도 마시고, 담소를 나눈 후에는 불교에 대한 편견도 차차 사라졌다. 스님이 열린 마음으로 맞이해주시기도 했지만 그 마음으로 만들

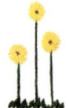

대안스님의
마음설레는
레시피

어주신 소통의 음식인 사찰음식을 먹고 마음이 열리게 된 것 같다. 사찰음식에 대한 열정처럼 요가도 아주 열심히 하시고 단식 수행도 너무나 잘 하셔서 스님과의 인연은 더욱 깊어졌다. 그러다보니 나에게도 사찰음식은 인생에서 빼놓을 수 없는 소중한 음식문화로 자리 잡게 되었다.

향기로운 차나 기운을 돋우어주는 효소를 앞에 두고 삶에 대한 이야기, 수행에 대한 이야기들을 들려주시면서 끼니때가 될 때까지 시간을 끄시다가 밥을 먹인 후에야 만족스러운 웃음을 지어보이시던 그 모습이 아른거린다. 요가원 식구들이 아무 때나 찾아가도 군침이 도는 사찰음식을 뚝딱 만들어주시던 스님. 우리는 매번 감탄과 탄성과 박수를 동반한 감동의 사찰음식을 먹었고, 다시 스님이 "밥 먹으러 와"라고 전화를 하시면 대답할 겨를도 없이 금수암으로 달려갔다. 가끔 캐나다인, 호주인, 영국인, 인도인을 데리고 절에 가면 스님은 나뭇잎 그릇에, 사기그릇에, 또 나무그릇에 정취가 넘쳐나도록 음식을 차려주시곤 했다. 우린 날마다 기대하고 감탄하며 금수암을 찾았고 그곳에서 가끔 밭일도 했다. 스님이 자꾸 오라는 뜻으로 거의 30분이 넘지 않는 농사 체험을 시켜주신 것이었다. 그렇게 금수암을 지키는 강아지들과 함께 산책도 하며 생명과 소통하는 산사 체험을 즐겼다.

사찰음식을 만나며 생명의 소중함을 더욱 느낄 수 있었고, 음식과의 소통이 얼마나 큰 힘이 있는가도 알게 되었다. 목사님이 주관하시는 영어캠프에 참가해 사찰음식에 대한 강연을 하시던 소탈한 모습, 요가인들을 상대로 채식 수행의 중요성을 강의하시던 열정적인 모습을 기억한다. 소박하고, 정갈하면서도 식감을 잃지 않도록 배려하는 혜량을 대안스님의 사찰음식을 통해 만날 수 있었다.

며칠 전 오랜만에 발우공양 콩에서 스님을 만났다. 바쁘게 활동하시는 스님의 건강을 걱정하는 내게 스님은 잔잔하게 말씀하셨다.

"걱정하지 마. 나는 지금 삶에서 '비움'을 실천하고 있을 뿐이야."

사찰음식을 소개하기 위해 장미가 예쁘게 피는 6월에 뉴욕으로 가셔야 한다는 스님. 지금 스님은 10년 전보다 더 맑고, 밝고, 건강한 미소까지 함께하는 모습으로 내 앞에 계신다. 불현듯 나는 공손히 두 손을 모아 고개를 숙인다.

요가 지도자 김소영

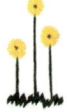

대안스님의
마음설레는
레 시 피